Danièle Festy

avec la collaboration de
Anne Dufour

MES SECRETS DE PHARMACIENNE

•MARABOUT•

Sommaire

En guise d'introduction

Chaque jour, plus de sept millions de spécialités (médicaments proposés par les laboratoires) sont vendues dans les 22 000 officines, à la cadence de 10 000 boîtes par minute. Les trois quarts de ces médicaments sont délivrés d'après une ordonnance. Calculés par an, les chiffres donnent encore plus le vertige : chaque année, nous dépensons en France plus de 600 milliards de francs pour nous soigner, soit 10 500 F (environ 1 600 euros) par personne, dont plus de 100 milliards pour acheter plusieurs milliards de boîtes de médicaments. C'est trois fois plus qu'en 1980, huit fois plus qu'en 1970. Mais le plus incroyable est sans doute que la plupart des Français qui prennent un traitement ne savent rien ou presque des médicaments qu'ils avalent. Et que le nombre de maladies provoquées par ces dits traitements ne cesse d'augmenter…

En France, 45 % de la population se portent bien, merci. Ces individus sains n'ont besoin de rien de particulier, et tant mieux pour eux. À l'autre extrémité, 5 % de nos concitoyens sont atteints d'un mal qui nécessite des soins intensifs et luttent pour leur survie, l'hôpital s'en charge. Entre les deux, 50 % de nos contemporains sont dans un simple état de déséquilibre physiologique et se plaignent de maux qui, dans l'immense majorité des cas, peuvent disparaître en rétablissant l'équilibre perdu grâce à une médication simple, naturelle et efficace. C'est l'objet de ce livre.

La prévention entre aussi dans les attributions de ce guide. La science progresse sans cesse et l'on sait aujourd'hui, mieux qu'hier, se protéger du temps qui passe et des maladies qui en découlent. C'est l'objet de certaines formules antioxydantes, les plus récentes et les plus complètes en l'état de nos connaissances actuelles. Ou encore, l'on sait que la prise de certains médicaments allopathiques perturbe le fonctionnement de l'organisme : certaines formules citées dans les pages suivantes vous aident à mieux supporter votre traitement, afin qu'il soit à la fois plus efficace et moins agressif.

Le mode d'emploi est simple. Vous vous reportez au trouble dont vous pensez souffrir et demandez à votre pharmacien de réaliser la formule conseillée. Si vous suivez déjà un traitement pour cette même affection et que vous souhaitez en changer, ou si vous prenez déjà des médicaments pour toute autre maladie (par exemple, si vous êtes diabétique), demandez l'avis de votre médecin. Le médecin et le pharmacien restant avant tout des hommes de l'art, il leur appartient de modifier les formules proposées en fonction de la connaissance du malade.

Avertissements

L'automédication est l'institution d'un traitement médical par le patient, sur sa propre initiative et sans prescription médicale. Elle est autant pratiquée par ceux qui consultent que par les autres, et concerne 50 % des 65 ans et plus. L'automédication est positive, car elle prouve une prise en charge individuelle et permet de faire bien des économies. En revanche, mal conduite, elle peut retarder un diagnostic en masquant momentanément les symptômes. Par ailleurs, elle peut conduire à l'utilisation d'un médicament mal approprié. Enfin, elle peut provoquer une véritable « toxicomanie » en cas de prise au long cours : c'est le cas des « abonnés » aux sédatifs ou aux laxatifs. Cela signifie que si, pour une raison ou une autre, votre état ne s'améliore pas rapidement malgré tous vos efforts, vous avez sans doute posé un « mauvais » diagnostic. Il ne faut pas s'obstiner ni essayer autre chose au hasard : la consultation médicale s'impose.

Ce recueil de formules est indicatif et ne se substitue en aucun cas à un avis médical. Les formules proposées sont pour la plupart à base d'extraits végétaux, de vitamines, de minéraux et d'acides aminés. Elles doivent être considérées comme de véritables médicaments (d'ailleurs, notées sur ordonnance, elles deviennent de fait des « préparations magistrales » et sont donc remboursées par la Sécurité sociale). **Dans tous les cas, n'interrompez jamais un**

traitement sans avis médical, ne modifiez pas les doses de votre propre chef. Si vous avez le moindre doute, consultez. Par ailleurs, si le malade est un jeune enfant ou une personne fragilisée, ou encore très âgée, là encore, la consultation médicale est absolument indispensable.

VOTRE TRAITEMENT AU QUOTIDIEN

Les formules de ce guide ont été conçues pour offrir un maximum d'efficacité sans toxicité. Cependant, comme pour tout produit actif, des effets secondaires peuvent apparaître. Si vous constatez quelque chose d'anormal, demandez conseil au pharmacien ou au médecin.

Si vous prenez des médicaments, quels qu'ils soient, certaines règles sont à respecter.

Avant, pendant ou après ?

Faut-il prendre les médicaments pendant ou hors des repas ? Tout dépend du produit. L'alimentation modifie l'absorption des principes actifs. En général, elle en diminue l'efficacité et la rapidité d'action, car elle ralentit la vidange gastrique et augmente l'acidité. En revanche, elle limite l'apparition de troubles digestifs provoqués par certains produits (c'est le cas de l'aspirine, des anti-inflammatoires ou des antibiotiques).

Lorsque nous n'avons pas précisé l'heure des prises, vous pouvez prendre votre traitement indifféremment pendant ou hors des repas. Dans tous les cas, il faut toujours avaler beaucoup d'eau avant, pendant et après la prise, afin d'améliorer à la fois la tolérance et l'efficacité.

Boire ou se soigner, il faut choisir

L'alcool provoque un spasme pylorique. En clair : il retarde l'évacuation gastrique, ce qui augmente la toxicité des médicaments, puisqu'ils restent plus longtemps dans l'estomac. De plus, l'alcool accélère la distribution des médicaments vers le système nerveux central (c'est le point fort des rave parties).

Par ailleurs, certains médicaments inhibent le métabolisme de l'alcool. Il se produit alors ce qu'on appelle l'effet « antabuse », dont les signes les plus connus sont la rougeur du visage et la chute de tension.

Enfin, boire de l'alcool avant de conduire est évidemment dangereux, mais l'association avec certains médicaments peut s'avérer encore plus catastrophique.

Dans le doute, évitez toujours l'association alcool-médicaments, tout particulièrement si vous devez prendre le volant.

Le tabac, c'est encore et toujours non

Le tabac accélère le métabolisme des médicaments. Cela signifie qu'à posologie (dose) égale, l'efficacité du principe actif sera diminuée. Ce phénomène est provoqué par la nicotine, qui modifie l'activité de certains médicaments.

Enfants : attention, fragiles

La moindre erreur (de diagnostic, de posologie…) peut être lourde de conséquences, pour ne pas dire catastrophique. Les enfants ont un système nerveux très sensible, une oreille interne très fragile, l'émail de leurs dents se colore vite en jaune (sous l'effet des antibiotiques) et la croissance osseuse peut être perturbée… Consultez si vous avez le moindre doute.

Attention au jus de pamplemousse

Le jus de pamplemousse comporte des substances appelées furano-coumarines, qui majorent les effets de certains médicaments : certains antihypertenseurs (inhibiteurs calciques), plusieurs antiprotéases utilisées dans le traitement du Sida, le Viagra, et bien d'autres encore.

En effet, ce jus abaisse la concentration dans l'intestin d'une enzyme qui dégrade ces médicaments : ces derniers sont alors moins rapidement digérés, et ils mettent plus de temps à être absorbés.

En revanche, les furano-coumarines empêchent l'absorption de certains autres médicaments, car elles augmentent la concentration de glycoprotéine-P, laquelle s'oppose au passage dans le sang de différentes molécules. C'est le cas des médicaments contre les rejets de greffes, de certaines chimiothérapies, de nombreux antiallergiques et de certains médicaments à visée cardio-vasculaire.

Par ailleurs, ce délicieux jus ralentit aussi le métabolisme hépatique des médicaments.

Si vous avalez vos médicaments avec un bon verre de jus de pamplemousse, leur efficacité peut être amoindrie jusqu'à 90 % ! Donc, quel que soit le traitement concerné, ne le prenez pas avec du jus de pamplemousse, car s'il empêche l'absorption de certaines molécules, le fait d'augmenter l'efficacité de certaines autres par ailleurs peut être dangereux.

Liste des abréviations utilisées

- E.S. : extraits secs : ils sont obtenus par dessiccation sous vide partiel d'un extrait aqueux ou hydroalcoolique. Le rapport plante/extrait est de 4/1 : les E.S. sont une forme très concentrée de la plante.

- E.F. : extraits fluides : ce sont des préparations liquides obtenues par macération et expression à froid, en utilisant un mélange eau-alcool.

- E.H.G. : extraits hydroglycérinés : ils sont obtenus de la même manière que les E.F., mais la glycérine remplace l'alcool.

- H.A.G. : extraits hydroalcooliques glycérinés.

- H.E. : huiles essentielles : elles sont obtenues à partir de parties de plantes aromatiques – fraîches ou sèches – par distillation à la vapeur d'eau, à pression atmosphérique et sur le lieu de récolte.

- H.V. : huiles végétales : très pures, elles sont obtenues par première pression à froid. Elles sont protégées de l'oxydation par de la vitamine E. On peut utiliser aussi bien de l'huile de noyau d'abricot, d'amande douce, d'avocat, de bourrache, d'onagre, de carthame, de germe de blé, de jojoba, de macadamia, de rose musquée, de noisette… Toutes apportent quelque chose à la peau.

- O.P.C. : oligomères procyanidoliques : on les obtient à partir d'extraits purifiés de pépins de raisin.

- TM : teinture-mère : elle est obtenue en associant la plante à 90 % d'alcool et à 10 % d'eau distillée. Le mélange macère 2 à 4 semaines.

- UI : unités internationales.

- Aa : à parties égales.

- Qsp : quantité suffisante pour (un flacon de x ml).

Pharmacien :
le maître des formules

Si la pharmacie est un commerce, le pharmacien est avant tout à la fois homme de science et homme de l'art. Manipulateur de substances médicamenteuses, d'origine naturelle ou non, il invente, crée, fabrique et délivre des formules aptes à rétablir ou à entretenir la santé. Même les spécialités pharmaceutiques dont les boîtes arborent le nom de différents laboratoires ont toutes été mises au point par des pharmaciens.

Qu'est-ce qu'un pharmacien ?

Les pharmaciens se sont battus de tous temps contre les charlatans de tous bords qui proposaient, à qui voulait bien se débarrasser de quelques sous, des produits inactifs ou dangereux. Leur rôle premier était de « mettre de côté, de mettre en réserve » (*apothêkê*), ce qui fit d'eux des « apothicaires ». L'histoire de la pharmacie montre que le cœur de la profession, c'est le stockage ainsi que la manipulation de remèdes, de drogues, d'une substance somme toute mystérieuse, toxique souvent, mortelle parfois, presque toujours difficile à manier, sauf pour un apothicaire. Et cet apothicaire, que met-il de côté? Le médicament, en grec: *pharmakon* (ce mot signifie aussi bien le remède que le poison). C'est là un point important car, aujourd'hui encore, il faut savoir que la profession pharmaceutique est l'une des plus réglementées au monde. Et ce curieux et troublant métier ne doit pas nous cacher l'essentiel : le pharmacien est responsable de ce qu'il classe, range, surveille, manipule et, surtout, délivre. Il est ainsi aisé d'imaginer que cet homme de l'art connaît mieux que quiconque les propriétés des substances qui, de médicaments, peuvent se transformer en poisons violents selon la dose. Et les laboratoires pharmaceutiques, de leurs débuts balbutiants aux sociétés multinationales qu'ils sont devenus, sont obligés de faire appel à ces maîtres de la drogue pour la mise au point de formules.

Jusqu'aux années 50, on pratiquait en France la « droguerie pharmaceutique ». Les pharmaciens imaginaient des formules et préparaient des médicaments dans leur officine. Lorsque l'un de ces produits avait du succès, les laboratoires le fabriquaient et le distribuaient « en grand ». Aujourd'hui, il existe quatre types distincts de médicaments.

Les médicaments spécialités pharmaceutiques

Ce sont les médicaments des laboratoires.

Les médicaments officinaux

Ils figurent dans le Codex (sorte de « bible » officielle du médicament). Ce sont des médicaments qui sont « dans les bocaux des pharmaciens » ou fournis en vrac par les industriels : teinture d'iode, eau oxygénée, etc. L'étiquetage est réglementé.

Les médicaments magistraux

Ils sont préparés extemporanément (c'est-à-dire immédiatement, sur-le-champ) à l'officine du pharmacien, selon une ordonnance d'un médecin qui doit préciser la formule détaillée, et ce pour un patient particulier. On appelle ces formules « magistrales », car préparées par des « maîtres », médecins ou pharmaciens. Ces formules originales sont uniques car adaptées à chaque malade en tenant compte de son poids, de son âge, etc.

Le pharmacien doit transcrire la formule sur le livre registre d'ordonnance (ordonnancier) où se trouve un numéro d'ordre reporté sur le médicament. Par exemple, suppositoire n° 333. Sur l'étiquette, outre son nom et son adresse, doit figurer la forme galénique (suppositoire, comprimés, etc.) ainsi que la posologie prévue par le prescripteur.

Les médicaments spécialisés de l'officine, ou « produits maison »

Cette catégorie de médicaments, préparés à l'avance dans l'officine du pharmacien selon une formule qu'il a lui-même imaginée, est destinée à sa clientèle propre. Ce type de médicament n'existe pratiquement plus, mais il faisait fureur il y a encore quelques dizaines d'années. Parfois, de véritables trouvailles ont fait la fortune de certains d'entre eux. Ainsi, certains pharmaciens, habitant près des côtes, proposèrent des formules « spécial mal de mer » (c'est le cas du Passocéan, encore visible sur l'une des façades du port de Honfleur), d'autres mirent au point des formules telles que la Trijumine (guérison des migraines et des névralgies), ou encore fabriquèrent des sirops, des pastilles, des comprimés, des crèmes contre les maux quotidiens.

Tous les médicaments sont issus des trois règnes :

- le végétal (opium, digitaline, caféine) ;
- le minéral (iodures, nitrate d'argent, bismuth) ;
- l'animal (extraits d'organes).

*Extrait du Manuel Cortesi, à l'usage des stagiaires et des étudiants en pharmacie. Édition conforme au Codex**

La pharmacie est l'art de préparer les médicaments. Elle délivre aux malades les substances nécessaires au rétablissement ou au maintien de leur équilibre physique et moral, c'est-à-dire la santé en général. Elle exige de celui qui veut la pratiquer un laborieux apprentissage, en même temps que des connaissances théoriques très étendues, empruntées aux sciences physico-chimiques et aux sciences naturelles. C'est pourquoi on peut dire qu'elle est à la fois un art et une science. (...) Les bases médicamenteuses, d'origine naturelle ou chimique, ne peuvent généralement pas être utilisées directement pour l'usage thérapeutique. Il faut, au préalable, leur donner une forme qui permette au malade de les absorber facilement. L'écorce de quinquina, les feuilles de laurier-cerise, le glycérophosphate de calcium, l'hydrate de chloral, les racines d'aconit, la térébenthine, doivent être transformés en vin de quinquina, en eau distillée de laurier-cerise, en saccharure granulé de glycérophosphate de calcium, en sirop de chloral, en teinture d'aconit, en pilules de térébenthine. Les préparations ainsi obtenues appartiennent au domaine des médicaments galéniques. (...) On les appelle galéniques parce qu'ils étaient connus à l'époque de Galien. Ils ont subi, à l'officine, les transformations indispensables à leur administration thérapeutique, et constituent les médicaments proprement dits. L'étude des manipulations nécessaires pour obtenir les médicaments galéniques est une des parties les plus importantes de la pharmacie.

Suivant leur composition et leur mode de préparation, les

* Le Codex est l'ancienne appellation du répertoire officiel des médicaments, appelé aussi Pharmacopée.

médicaments sont dits officinaux ou magistraux. Les premiers ont une formule nettement établie, qui figure au Codex (ou Pharmacopée française, formulaire officiel, légal et obligatoire dans toutes les pharmacies françaises – le Codex est rédigé par une Commission, formée de Professeurs, de Médecins et de Pharmaciens d'officine, et il est publié par le ministère de la Santé publique). Ils sont en général préparés à l'avance. Les seconds correspondent à une formule indiquée par le médecin ; ils sont exécutés extemporanément, c'est-à-dire immédiatement, sur-le-champ, sur présentation de l'ordonnance.

Acidité gastrique

Qu'est-ce que c'est?

Les aigreurs ou brûlures d'estomac sont souvent dues à une hypersécrétion temporaire d'acide par l'estomac. On parle alors d'acidité gastrique. En langage médical, l'acidité gastrique n'est autre que la caractéristique de l'estomac: celui-ci fabrique un suc gastrique très acide permettant la digestion.

Le reflux gastro-œsophagien, quant à lui, est très fréquent et méconnu. Le RGO n'est pas grave mais il peut altérer sérieusement la qualité de vie. Tout simplement, l'œsophage déteste l'acide, alors que l'estomac en sécrète. Comme ces deux organes sont proches, c'est une histoire de mauvais voisinage. 100 % de la population ont eu ou auront des remontées acides au fond de la gorge. Cela ne devient un problème que lorsque le scénario se répète.

Les formules

• L'incontournable

Argile blanche . . . . *200 mg*
Poudre de mélisse (feuille) . . . . *50 mg*
Poudre de menthe (feuille). . . . . *50 mg*
3 gélules par jour, entre les repas.

• En cas de « crampes d'estomac »

Lithotame . . . . *50 mg*
Poudre de mélisse (feuille) . . . . *200 mg*
Poudre de curcuma (racine). . . . . *50 mg*
3 gélules par jour, entre les repas.

Pourquoi ces principes actifs ?

- L'argile (ou kaolin) tapisse la muqueuse gastrique, la protège et aide à la cicatrisation en cas d'ulcère.

- La mélisse s'oppose aux troubles digestifs d'origine nerveuse.

- La menthe est la plante digestive par excellence ; elle est très efficace contre les lourdeurs.

- Le lithotame est une algue contenant du carbonate de calcium, qui neutralise l'acidité gastrique.

- Le curcuma stimule la sécrétion de mucus gastrique protecteur.

Le conseil en plus

- L'alcool et les graisses cuites provoquent la production en masse d'acide chlorhydrique. Mangez moins gras et buvez moins d'alcool.

- Perdez du poids si vous en avez besoin.

- Surélevez la tête du lit.

- L'eau de Vichy Saint-Yorre, riche en bicarbonate de sodium, est aussi efficace que les médicaments anti-acides (études à l'appui). Invitez-la systématiquement à votre table si vous êtes sujet au RGO.

Acné

Qu'est-ce que c'est ?

Cette maladie de peau touche 80 % des adolescents et guérit spontanément vers l'âge de 19 ans. Elle est due au bouleversement hormonal qui met tout sens dessus dessous lors de la puberté : les hormones sexuelles, mâles et femelles, sont sécrétées en grande quantité. Au passage, la fabrication de sébum est elle aussi augmentée, et son accumulation, excellent bain de culture, permet aux points noirs et aux boutons de se développer.

La maladie sévit essentiellement dans les zones riches en glandes sébacées, grandes productrices de sébum, c'est-à-dire sur le visage et le cou, moins fréquemment dans le dos et sur la poitrine.

Les formules

• L'incontournable

Extrait sec de bardane. . . . . 100 mg
Extrait sec de pensée sauvage . . . . 50 mg
Extrait sec de salsepareille . . . . 100 mg
Extrait sec d'ortie . . . . 50 mg
Gluconate de zinc . . . . 5 mg

1 à 2 gélules aux 3 repas (selon l'importance du problème).

• La formule « nutrithérapie »

Vitamine B8 . . . . 5 mg
Vitamine B2 . . . . 50 mg
Vitamine C. . . . . 50 mg
Bêta-carotène. . . . . 50 mg
Gluconate de zinc. . . . . 50 mg
Germe de blé . . . . 50 mg

Levure de bière . . . . *50 mg*
1 gélule 3 fois par jour.

Les deux formules ci-dessus peuvent être complémentaires. La « nutrithérapie » est spécialement indiquée lorsque l'alimentation est de mauvaise qualité.

• Lotion à usage quotidien
Alcool camphré. . . . . *25 ml*
Eau de rose . . . . *100 ml*
À utiliser matin et soir après nettoyage de la peau. Cette lotion assainit et resserre les pores. Un dépôt de camphre se produit dans la lotion et sur les parois du flacon : il faut toujours bien agiter avant l'emploi.

• Solution anti-boutons
Huile essentielle de melaleuca. *1 ml*
Huile de noisette. . . . . *qsp 100 ml*
À appliquer au doigt en massage sur chaque bouton naissant ou déjà éclos.

• Masque purifiant
Huile essentielle de melaleuca . . . . *3 gouttes*
Huile essentielle de citron . . . . *1 goutte*
Huile essentielle de géranium rosat . . . . *2 gouttes*
Huile essentielle de vétiver . . . . *2 gouttes*
Huile essentielle de menthe poivrée . . . . *2 gouttes*
Argile verte. . . . . *30 g*
Appliquer une fois par semaine en couche épaisse sur le front, les ailes du nez, le menton (et tout le visage si besoin). Laisser agir 15 minutes. Rincer à l'eau citronnée.

Pourquoi ces principes actifs ?

- La bardane est une plante antistaphylococcique. Elle contient une inuline (sucre) dont l'action est proche de celle de la pénicilline : elle est extrêmement antibactérienne. Elle est également très dépurative grâce à des acides alcools, ce qui la transforme en draineur de toxines responsables de l'apparition des boutons : elle les entraîne vers le foie et les reins qui les éliminent.

- La pensée sauvage contient des flavonoïdes, des tanins et de la vitamine E, ce qui lui confère la même activité détoxinante que la bardane, mais avec l'aspect anti-oxydant en plus.

- L'ortie possède un effet anti-inflammatoire dû au zinc qu'elle contient.

- La levure de bière est antibactérienne, elle agit notamment contre le staphylocoque. Elle apporte à l'organisme des vitamines B.

- La salsepareille est un antiseptique intestinal.

- Le melaleuca est antibactérien et antifongique

- L'huile de noisette agit contre les peaux grasses.

- Le citron est anti-staphylocoque doré ; il alcalinise le terrain, c'est-à-dire qu'il crée un terrain défavorable au développement des mycoses.

- Le géranium et la menthe purifient les pores et les resserrent.

- Le vétiver lutte contre le teint terne et la peau relâchée.

Formule « nutrithérapie »

- La vitamine B2 s'oppose à la production excessive de séborrhée et à la formation des points noirs.

- La vitamine C lutte contre les infections de la peau.

- Le bêta-carotène est cicatrisant.

- Le zinc est le minéral de la peau, des ongles et des cheveux.

- Les vitamines B5 et B8 sont essentielles pour régénérer l'épithélium. On les trouve dans la levure de bière.

- Le germe de blé contient toutes les vitamines B essentielles à la beauté de la peau.

Le conseil en plus

- Il faut prévoir une crème de jour très hydratante et non comédogène.

- Les soins d'hygiène doivent être rigoureux et biquotidiens, afin d'éliminer la couche de sébum en excès. En revanche, se « récurer » ne sert qu'à multiplier par deux la production de sébum, dont le but est de protéger la peau.

- Dans les acnés superficielles (la majorité), les soins externes suffisent, parfois complétés par quelques cures des plantes ci-dessus par voie interne. Dans la plupart des cas, il n'y a pas besoin de recourir aux médicaments prescrits « classiques », certes efficaces mais très agressifs.

- Si l'alimentation n'est pas directement en cause dans l'acné, il est évident qu'un abus de sucreries ou de graisses saturées prépare un parfait terrain pour le développement microbien à l'origine des boutons.

- Le stress peut provoquer de véritables flambées d'acné.

Aérophagie - Aérocolie - Flatulences - Ballonnement

Qu'est-ce que c'est?

Dire que l'on « fait de l'aérophagie » lorsqu'on est « gonflé » est impropre. L'aérophagie, c'est le fait d'avaler de l'air, ce qui peut entraîner une aérogastrie: au sens strict du terme, elle n'a pas de traitement autre que ceux appliqués aux troubles de nervosité. En effet, on considère que l'aérophagie est souvent le fait de personnes nerveuses qui déglutissent fréquemment. L'aérogastrie en est donc le résultat, c'est-à-dire une présence excessive d'air dans l'estomac: ce désagrément ne requiert aucun traitement particulier. L'aérocolie est une distension du côlon par un contenu gazeux trop important. Elle peut gonfler l'abdomen au point de devenir gênante. Les flatulences sont les gaz expulsés. Les ballonnements, enfin, sont les distensions abdominales provoquées par la présence de gaz.

Les formules

• **L'incontournable**

Extrait sec de fenouil (fruit). . . . . *100 mg*
Extrait sec de menthe . . . . *100 mg*
Extrait sec de coriandre. *100 mg*
1 gélule après chaque repas principal.

• **Formule 2**

Bromélaïne . . . . *150 mg*
Papaïne. . . . . *150 mg*
1 à 2 gélules sur estomac vide (avant les repas), 3 fois par jour.

• **Formule 3**

Extrait sec d'anis vert . . . . *100 mg*

Extrait sec de papaye . . . . *100 mg*
Charbon végétal . . . . *100 mg*
1 gélule après chaque repas.

• **Formule 4**
Extrait sec d'angélique (racine) . . . . *100 mg*
Poudre de fenouil (semences) . . . . *100 mg*
Poudre de cumin (fruits) . . . . *100 mg*
3 gélules par jour aux repas.

• **Formule liquide alcoolisée (à boire)**
Extrait fluide de badiane, de carvi,
de fenouil (fruit), d'estragon . . . . *aa qsp 125 ml*
40 gouttes dans de l'eau, 2 à 3 fois par jour.

• **Formule peu alcoolisée**
Extraits hydroalcooliques glycérinés
de badiane, de fenouil, de mélisse . . . . *aa qsp 125 ml*
40 gouttes dans de l'eau, 2 à 3 fois par jour.

• **Formule pour les enfants, sans alcool**
Extraits hydroglycérinés de fenouil,
menthe poivrée . . . . *aa qsp 125 l*
40 gouttes dans de l'eau, 3 fois par jour.

• **Formule spécifique « ballonnements »**
Argile . . . . *150 mg*
Charbon végétal . . . . *150 mg*
3 gélules par jour, entre les repas.

Pourquoi ces principes actifs ?

- Le fenouil, l'anis vert et la coriandre sont des plantes actives contre le météorisme. Elles bloquent le processus de fermentation des aliments en phase digestive.

- La papaye contient de la papaïne, l'ananas de la bromélaïne. La papaïne et la bromélaïne sont des enzymes digestives qui activent la digestion des protéines, évitant ainsi la stagnation de nourriture dans le tube digestif.

C'est en effet la fermentation des aliments non digérés qui est à l'origine des gaz.

- La menthe est traditionnellement utilisée pour aider à digérer.

- Le charbon adsorbe les gaz et les déchets toxiques.

- L'angélique évite la formation de gaz.

- Le cumin est anti-infectieux et stimule la digestion.

- L'argile (ou kaolin) tapisse la muqueuse gastrique, la protège et aide à la cicatrisation en cas d'ulcère.

Le conseil en plus

- Complétez par un massage circulaire du ventre avec une formule aux huiles essentielles :

Huile essentielle de basilic. . . . . 10 gouttes
Huile essentielle de menthe poivrée . . . . 10 gouttes
Huile essentielle d'ylang-ylang. . . . . 10 gouttes
Huile essentielle d'estragon . . . . 10 gouttes
Huile végétale. . . . . qsp 100 ml

- Réduisez ou évitez les produits laitiers, car le lactose est très peu digeste.

- Les fibres, difficiles à digérer, sont à manipuler avec précaution, mais ne doivent par être supprimées. Il faut augmenter progressivement la teneur en fibres de son alimentation, et s'arrêter au seuil individuel où « ça ne passe plus ».

- Les choux, haricots secs, navets et oignons sont connus pour provoquer des flatulences chez les personnes sensibles.

- Consommez des aliments « anti-flatulences » comme le gingembre, l'ail ou la menthe poivrée. Ou encore des aliments neutres : huile, poisson, viande, volaille, riz.

Affections respiratoires

Qu'est-ce que c'est ?

Les virus de l'hiver arrivent dès le mois d'octobre et engendrent des courbes de température qui grimpent aussi vite que les actions des fabricants de mouchoirs en papier. Rhume, rhino-pharyngite et autres affections respiratoires reviennent avec leur cortège de nez qui coule, de fatigue, de toux et de fièvre.

En général, les virus véhiculés adorent le froid, les atmosphères enfumées et le surmenage. C'est que l'air glacé provoque une forte vasoconstriction de la muqueuse nasale, ce qui leur ouvre la voie et favorise l'inaction des défenses immunitaires. Si, de plus, vous prenez les transports en commun, véritables pépinières à virus, méfiez-vous de votre voisin : un simple éternuement, ou même le plus ténu postillon, peut vous clouer au lit pendant une semaine. Cependant, stoppée dès les tout premiers signes, voire même avant, la maladie bat souvent en retraite. Ne la laissez pas progresser et descendre sur les bronches.

Les formules

• **L'incontournable**

Phytostandard de cyprès . . . . } *aa*
Phytostandard d'échinacée . . . . }

1 cuillère à café 3 fois par jour, pendant 5 jours. Cette formule est efficace contre l'ensemble des affections hivernales, y compris les gastro-entérites.

• **Gélules aux huiles essentielles**

Huile essentielle de cannelle de Ceylan . . . . 1 goutte
Huile essentielle d'origan d'Espagne . . . . 1 goutte
Extrait de thym à thymol . . . . 1 goutte

Tixosil (excipient)
2 gélules matin, midi et soir aux repas, pendant 2 à 3 jours en cas de maux de gorge et de nez bouché, 5 jours si les bronches sont touchées.

• **Gouttes aux huiles essentielles**
Huile essentielle de cannelle de Ceylan . . . . 1 ml
Huile essentielle d'origan d'Espagne . . . . 1 ml
Huile essentielle de thym à thymol . . . . 1 ml
Alcool à 60° . . . . qsp 100 ml
20 gouttes dans de l'eau 4 à 5 fois par jour.

• **Suppositoires aux huiles essentielles**

	(bébé)	*(enfant)*	*(adulte)*
H.E. de cannelle de Ceylan	*1 gtte*	*2 gttes*	*3 gttes*
H.E. d'eucalyptus	*1 gtte*	*2 gttes*	*3 gttes*
H.E. d'origan d'Espagne	*1 gtte*	*2 gttes*	*3 gttes*
Witepsol	*1 g*	*2 g*	*3 g*

Le suppositoire est sans doute la meilleure forme d'administration pour les essences.

• **Pour enfants**
Extrait fluide d'eucalyptus . . . . 10 ml
H.A.G. de propolis . . . . 10 ml
H.A.G. de thym . . . . 5 ml
Sirop de framboise . . . . qsp 125 ml
1 cuillère à café 3 fois par jour.

• **Complexe pour inhalations**
Huile essentielle de lavendula spicata . . . . . }
Huile essentielle de pinus sylvestris . . . . }
Huile essentielle d'eucalyptus globulus . . . . } aa qsp 10 ml
Huile essentielle de thym vulgaire à thymol. }
10 à 20 gouttes dans de l'eau bouillante. Inhaler pendant 10 minutes. Ne pas sortir après !

Pourquoi ces principes actifs ?

- Toutes ces huiles essentielles sont particulièrement antiseptiques, et même antibiotiques.

- Pour les enfants, préférer l'huile essentielle de thym à linalol, moins caustique.

- Les phytostandards sont obtenus à partir de plantes fraîches d'origine sauvage. Ce sont des solutions glycérinées sans alcool.

Le conseil en plus

- Faut-il rappeler les conseils « de base »: s'habiller suffisamment chaudement, éviter les atmosphères surchauffées au travail et à la maison (pour éviter les écarts de température), porter un cache-nez (désuet, mais très efficace), utiliser des mouchoirs jetables afin de ne pas se réinfecter à chaque utilisation, etc.

- Pensez à prendre 1 g par jour de vitamine C chaque jour de grand froid.

- Sautez sur les doses d'Oscillococcinum® dès les prémices de l'agression.

- Reportez-vous à « Angine », « Bronchite », « Sinusite » ou « Toux » pour des conseils spécifiques.

Allaitement

Qu'est-ce que c'est?

Même si les lobbies agro-alimentaires sont puissants et que les fabricants de laits maternisés grignotent chaque jour des « parts de marché » à l'allaitement maternel, ce dernier est à l'évidence ce qui convient le mieux au bébé. En dehors des apports nutritionnels parfaitement adaptés, et des protections immunitaires précieuses transmises par le biais de l'allaitement, le facteur psychologique est aussi très important. Normalement, la nature est bien faite, et la montée de lait est suffisante. Parfois, il faut lui donner un coup de pouce, c'est l'objectif de la formule proposée. Attention: tout ce que vous avalez (nourriture, médicaments...) a un impact sur la qualité du lait!

Les formules

• **L'incontournable**

Gluconate de manganèse . . . . *1 mg*
Gluconate de calcium . . . . *150 mg*
Gluconate de fer . . . . *5 mg*
Gluconate de magnésium . . . . *50 mg*
Vitamine C . . . . *100 mg*
Vitamine D . . . . *200 UI*
Vitamine E . . . . *150 UI*
Vitamine B1 . . . . *25 mg*
Vitamine B2 . . . . *25 mg*
Vitamine B3 . . . . *25 mg*
3 gélules par jour.

• **La formule protectrice**

Vitamine E . . . . *20 g*
Huile de calendula . . . . *20 g*
Appliquer sur les mamelons gercés.

Pourquoi ces principes actifs ?

- Le manganèse favorise la montée de lait maternel.

- Le fer est indispensable à la formation d'hémoglobine.

- Les vitamines B sont essentielles au bon fonctionnement du système nerveux.

- Le calcium et le magnésium participent à la construction du squelette.

- La vitamine D fixe le calcium.

- La vitamine C améliore l'absorption du fer.

- La vitamine E confère de l'énergie et est antioxydante.

Le conseil en plus

- Les légumineuses (surtout les lentilles) favorisent la lactation. C'est aussi le cas de la bière sans alcool, du fenouil et du fenugrec.

- Le chou, l'oignon, le poireau confèrent un goût au lait, peu apprécié du bébé, qui peut bouder la tétée.

Allergie cutanée

Qu'est-ce que c'est?

L'allergie cutanée (eczéma, urticaire, allergie de contact...) est une manifestation de rejet du corps. En fait, l'allergie est une réaction exagérée de l'organisme face à l'arrivée d'un inconnu, qu'il prend pour un ennemi mortel alors qu'il est inoffensif. Dans certains cas, l'allergène « coupable » est facile à déterminer: ce peut être une nouvelle crème solaire ou une lessive inappropriée, qui déclenche de terribles démangeaisons ou des plaques rouges inesthétiques. Il suffit de les éviter. Mais souvent, il est difficile de savoir pourquoi on développe une réaction cutanée. Il n'est pas toujours évident de faire le rapprochement entre l'ingestion de poisson ou de chocolat, et l'apparition de plaques par exemple.

La formule

• L'incontournable

Pensée sauvage . . . . *150 mg*
Plantain . . . . *150 mg*
Poumon-histamine 9 CH. . . . . } *aa qsp 20 mg*
Apis mellifica 15 CH . . . . }

2 gélules 2 à 3 fois par jour, jusqu'à la cessation de la crise.

Pourquoi ces principes actifs?

- La pensée sauvage est dépurative, elle élimine les agents allergènes.

- Le plantain est anti-inflammatoire et antiallergique.

- Substances homéopathiques: Poumon-histamine est LE médicament homéopathique anti-allergie; Apis mellifica s'oppose au gonflement et aux picotements.

Le conseil en plus

- Le meilleur traitement consiste à éviter l'allergène incriminé. Mais ce n'est pas toujours possible.

- Les crèmes sont peu efficaces, quelles que soient la marque et la composition.

- Dans le cas de la lucite estivale bénigne (allergie au soleil), le meilleur moyen est encore de prévenir son apparition à l'aide de compléments alimentaires riches en bioflavonoïdes et en PABA acide para-amino-benzoïque.

Angine

Qu'est-ce que c'est?

Son origine latine « angere » signifie étrangler, serrer à la gorge. Voilà qui résume bien ce que l'on ressent lorsqu'on a une angine, ou inflammation aiguë du pharynx. Ajoutons aux maux de gorge des difficultés à avaler et une fièvre parfois élevée. L'angine rouge (virale) est la plus courante, et survient surtout chez l'enfant de moins de 10 ans. L'angine blanche (bactérienne) s'accompagne de points blancs sur les amygdales. C'est l'augmentation du volume des amygdales qui est responsable de la douleur. Le spectre de l'angine à streptocoques terrorise les médecins, qui prescrivent trop souvent des antibiotiques pour cette affection, généralement bénigne.

Les formules

• **Angine/Maux de gorge**
Extrait sec de sureau . . . . *100 mg*
Extrait sec d'eucalyptus . . . . *100 mg*
Poudre de propolis . . . . *100 mg*
2 gélules 3 fois par jour.

• **Suppositoires aux huiles essentielles (contre angine infectieuse blanche)**
Huile essentielle de cannelle . . . . *1 goutte*
Huile essentielle d'origan . . . . *1 goutte*
Huile essentielle de thym . . . . *1 goutte*
1 suppositoire matin et soir pendant 3 jours.

• **La formule liquide (contre angine virale rouge)**
Phytostandard de cyprès . . . . } *aa*
Phytostandard d'échinacée . . . . }
1 cuillère à café 3 fois par jour, pendant 5 jours.

• **Formule cordes vocales**

Extrait fluide d'erysimum . . . . } *aa*
Extrait fluide de propolis . . . . }

40 gouttes 4 fois par jour.

Pourquoi ces principes actifs ?

- Le sureau est une plante antiseptique, décongestionnante et qui fait tomber la fièvre.

- L'eucalyptus est utile contre les bactéries ; il contient une huile essentielle éliminée en grande partie par les voies pulmonaires, et donc possède une action directe sur la gorge.

- La propolis augmente les défenses immunitaires de l'organisme contre les bactéries, les virus et les champignons. C'est un véritable antibiotique naturel, sans effets secondaires, qui n'engendre pas d'antibiorésistance.

- L'erysimum est la plante fortifiante des cordes vocales.

- Les phytostandards sont obtenus à partir de plantes fraîches d'origine sauvage. Ce sont des solutions glycérinées sans alcool.

Le conseil en plus

- Alimentation légère et boissons abondantes sont de rigueur.

- Ne bloquez pas tout de suite la fièvre : elle est nécessaire pour combattre les virus et les bactéries. Chez les enfants, elle ne doit cependant pas dépasser 38,5 °C.

- Pour apaiser la douleur, on peut appliquer des compresses chaudes (la chaleur active la circulation sanguine et aide à lutter contre l'infection) et faire des gargarismes à l'aspirine.

Angoisse – Anxiété

Qu'est-ce que c'est?

L'anxiété se traduit toujours par un sentiment d'insécurité. On a l'impression d'un danger, vague mais imminent, et surtout d'être totalement impuissant face à cette difficulté. La traduction corporelle est classique : sensation d'étouffement, palpitations, sueurs, troubles du transit, bouche sèche... Elle est normale et saine jusqu'à un certain seuil, au-delà duquel elle est considérée comme pathologique, car elle devient incontrôlable.

Les personnes dépressives sont presque toutes victimes d'anxiété, et c'est le principal symptôme de toute névrose (hystérie, phobie, obsession...) mais on peut aussi en souffrir en l'absence de dépression. On parle d'anxiété lorsqu'on évoque l'aspect « psychique », tandis que le terme « angoisse » concerne plutôt les manifestations physiques, mais il s'agit d'un seul et même trouble.

Les formules

• **Formule « angoisse »**

Poudre de ballote .... *130 mg*
Extrait sec de valériane .... *150 mg*
Vitamine B1 .... *20 mg*
1 à 2 gélules dans la journée, 2 au coucher.

• **Formule « anxiété »**

Extrait sec d'angélique .... *50 mg*
Extrait sec d'aubépine .... *50 mg*
Extrait sec de millepertuis .... *50 mg*
Poudre de mélisse .... *50 mg*
GABA .... *100 mg*
1 gélule 3 à 4 fois par jour.

Pourquoi ces principes actifs ?

- La ballote est anxiolytique, antidépressive. Elle s'oppose à la nervosité, et plus spécifiquement à celle de la femme ménopausée angoissée.

- La valériane est efficace contre les angoisses qui troublent le sommeil.

- La vitamine B1 est la vitamine du système nerveux.

- L'aubépine diminue la perception exagérée des battements cardiaques chez les personnes anxieuses et nerveuses.

- L'angélique est anxiolytique, anticonvulsivante, psycho-relaxante, neurosédative ; c'est un excellent relaxant musculaire.

- Le millepertuis atténue le stress et l'anxiété. Il contient de l'hypericine qui normalise les neurotransmetteurs (souvent perturbés en cas d'anxiété).

- La mélisse est déstressante et anxiolytique ; elle est particulièrement indiquée en cas de manifestations digestives liées à l'anxiété (spasmes, ballonnements).

- Le GABA est un acide aminé, sédatif naturel, anxiolytique.

Le conseil en plus

- Améliorer son hygiène de vie est absolument indispensable pour lutter efficacement contre l'anxiété.

- Les médicaments contre l'anxiété sont à utiliser en dernier recours. Leur efficacité n'est pas à démontrer, mais leurs effets secondaires non plus. Certains d'entre eux provoquent de véritables dépendances. N'en prenez jamais de votre propre initiative.

- Les plantes sont extrêmement efficaces. Pensez

seulement que votre anxiété ne s'est pas installée en un jour, elle ne disparaîtra donc pas comme par enchantement. Une cure de 1 mois représente le minimum pour constater un « mieux » (c'est la même chose pour les traitements classiques).

Anti-âge (prévention)

Qu'est-ce que c'est ?

On a d'abord la quarantaine épanouie, puis la cinquantaine active ; arrive enfin le cap des soixante ans. Rien ne peut retenir le temps, et c'est heureux, car à chaque âge ses privilèges. Cependant, nous connaissons de mieux en mieux le processus du vieillissement, et nous savons que certaines substances néfastes l'accélèrent. Ce sont les radicaux libres. Inlassablement, ils s'attaquent à tous nos organes, de la peau au cerveau en passant par le cœur, et « grignotent » des années de vie.

Pour limiter les dégâts de ces véritables « oxydants », il convient de leur opposer des « antioxydants ». Notre espérance de vie ne cesse de s'allonger, et passé cinquante ans, les années qui se profilent à l'horizon s'annoncent dynamiques et pleines de santé ! Pour vivre de plus en plus longtemps et de mieux en mieux, une grande claque quotidienne aux minuscules radicaux libres est la meilleure façon de soutenir l'organisme dans sa défense contre le temps qui passe.

La formule

- **Formule triple action, forme, beauté, bien-être**

Bioflavonoïdes	*25 mg*
Vitamine C	*120 mg*
Vitamine E	*5 mg*
Bêta-carotène	*15 mg*
Lycopène	*10 mg*
N-acétylcystéine	*50 mg*
Pidolate de zinc	*10 mg*
Sélénium sur levure	*15 mg*
Taurine	*50 mg*

Acide alpha-lipoïque. 75 mg
L-cystéine . . . . 20 mg
Coenzyme Q10 . . . . 20 mg
Vitamine F . . . . 100 mg
Isoflavones de soja. . . . . 75 mg
OPC de raisins . . . . 5 mg
1 gélule matin et soir.

Faire dédoubler cette formule (deux gélules par prise) par votre pharmacien. Sinon, compte tenu du nombre de principes actifs, les gélules seront trop grosses.

Pourquoi ces principes actifs ?

Cette formule apporte presque tous les antioxydants connus à ce jour. Leur but est de protéger les cellules de tous nos organes contre les dégâts provoqués par les radicaux libres. Ils préservent notre capital jeunesse et beauté, la souplesse de notre peau et de nos articulations, ils entretiennent le fonctionnement cérébral, visuel, cardio-vasculaire. Ils agissent aussi contre la pollution en chélatant les métaux lourds toxiques.

Le conseil en plus

- Arrêtez de fumer. Le tabac est le facteur de vieillissement n° 1.

- Perdez du poids. Le surpoids « use » le corps prématurément et augmente le risque de contracter une maladie grave.

- Buvez moins d'alcool. Comme le tabac, l'alcool est un grand accélérateur de vieillissement. Même si un ou deux verres par jour de bon vin n'ont jamais tué personne et seraient plutôt protecteurs (cette affirmation est cependant sujette à polémique).

- Mangez mieux. « Quel que soit le père de la maladie, une mauvaise alimentation en est toujours la mère. » Une alimentation équilibrée, riche en micronutriments protecteurs, est la première garantie d'une longue vie.

- Protégez-vous de la pollution : pollution sonore, chimique, radioactive, magnétique… Tous les polluants sont des facteurs de vieillissement.

- Gérez votre stress. Le stress est un ennemi public, qui attaque sur tous les fronts. C'est un voleur de vie, qui peut obérer la qualité de vie et même la raccourcir.

- Faites du sport. Pratiquée de façon suffisamment soutenue, mais sans excès, l'activité physique d'endurance n'a plus à faire ses preuves. Ou, à l'inverse, la sédentarité est un facteur clair de vieillissement et de maladies. Quel que soit le sens dans lequel on y réfléchit, la conclusion est la même : il faut bouger.

- Faites doser vos hormones. Une supplémentation hormonale judicieusement choisie fera partie de la lutte anti-âge dans un avenir relativement proche. DHEA, progestérone, testostérone… maniées par des spécialistes, ces hormones présentent de nombreux avantages et pas (ou peu) d'inconvénients. Hélas, on trouve encore assez peu de médecins sensibilisés à cette approche et ayant suivi les formations adéquates. Nous vous déconseillons de vous lancer dans ce type de supplémentation si vous n'êtes pas sûr du prescripteur. Dans ce domaine, les « gourous » qui demandent aux patients des sommes exorbitantes sans même lire les dosages biologiques ne sont pas toujours les plus fiables et, plus grave, peuvent même « passer à côté » de troubles hormonaux, qu'ils aggraveront par leur prescription.

Aphtes

Qu'est-ce que c'est ?

Les aphtes sont de petites ulcérations superficielles arrondies et blanches, qui apparaissent sur la langue, les gencives, le bord interne des lèvres. Ils sont toujours douloureux car inflammatoires, et sont soit très petits (aphtes miliaires), soit géants. Ils disparaissent seuls, sans traitement, en une dizaine de jours, mais comme la gêne qu'ils occasionnent peut être très importante, mieux vaut s'en débarrasser en quelques jours, voire quelques heures, avec ce type de formules.

En général, les aphtes sont isolés (on souffre d'un ou deux aphtes, maximum) et ponctuels. S'ils s'étendent, on parle d'aphtose. S'ils reviennent très fréquemment, un problème plus global peut être en cause : infection, dérèglement hormonal ou alimentaire, stress.

Les formules

• L'incontournable

Trituration homéopathique :
- Borax 9 CH . . . . }
- Mercurius solubilis 7 CH . . . . } *aa qsp 20 mg*
- Nitricum acidum 5 CH. . . . . }
Vitamine C. . . . . *200 mg*
2 gélules 3 fois par jour pendant 5 jours

\+

• Formule externe

Huile essentielle de laurier. *3 ml*
Huile végétale. . . . . *qsp 30 ml*
2 à 3 applications locales par jour.

• **Formule interne (2)**

Gluconate de calcium	*100 mg*
Lysine	*100 mg*
Vitamine B6	*20 mg*
Vitamine C	*100 mg*
Orotate de zinc	*20 mg*
Bioflavonoïdes	*30 mg*

2 gélules, matin, midi et soir.

Rappel : pour une activité significative, le calcium et la lysine doivent être apportés à la dose minimum de 500 mg par jour.

• **Complexe « bouche saine »**

Huile essentielle de sarriette	*aa*
Huile essentielle de thym vulgaire	
Huile essentielle d'origan	
Huile essentielle de giroflier	
Huile essentielle de lavendula august.	
Huile essentielle de laurier noble	

1 à 2 gouttes sur la région à traiter, ou 10 gouttes dans un verre d'eau, en bain de bouche entre les repas. 2 à 3 fois par jour.

Pourquoi ces principes actifs ?

- Les substances homéopathiques choisies s'opposent à la douleur et à la salivation trop abondante.

- La vitamine C renforce les défenses anti-infectieuses. Elle est aussi cicatrisante.

- L'huile essentielle de laurier est antibactérienne et antivirale.

- La lysine est l'acide aminé de l'aphte. La vitamine B6 aide à son métabolisme.

- Le zinc est cicatrisant.

- Les bioflavonoïdes sont anti-inflammatoires.

- Toutes les huiles essentielles choisies sont antibactériennes et antivirales.

Le conseil en plus

- Les aliments qui provoquent des irritations sont à éviter. Le gruyère et les noix sont connus pour cela, mais chacun peut avoir « ses » aliments irritants. L'aphte s'apparente alors à une « allergie » alimentaire.

- Les poussées d'aphtes peuvent coïncider avec le cycle menstruel chez la femme.

- Une anémie (carence en fer) est souvent responsable d'aphtes récidivants.

- Pendant la « crise », évitez les aliments qui vous feront souffrir à tous les coups : les aliments acides (cornichons, oignons), les aliments très salés (chips, charcuterie), les chewing-gums et l'alcool.

Appétit (manque d')

Qu'est-ce que c'est?

On parle plus souvent des personnes dont l'appétit est démesuré, et dans la plupart des cas corrélé avec des kilos en trop. Pourtant, le manque d'appétit est tout aussi problématique, car il finit par conduire à des carences, notamment en protéines. Un chagrin d'amour qui coupe l'appétit pendant quelques jours, c'est une chose; une envie de manger qui ne revient pas rapidement en est une autre.

De nombreuses maladies sont susceptibles de couper l'appétit (le Sida est bien connu pour cela), et il est important de se nourrir suffisamment afin de ne pas ralentir l'activité du système immunitaire. Si le manque d'appétit survient en dehors de toute pathologie avérée, mieux vaut consulter afin d'en rechercher la cause, car il peut s'agir en réalité d'une maladie grave.

La formule

	(adultes)	*(enfants)*
Extrait sec de fenugrec	*200 mg*	*100 mg*
Poudre de pollen	*100 mg*	*50 mg*

2 gélules 1 heure avant chaque repas.
Enfants: 1 gélule 1 heure avant les repas.

Pourquoi ces principes actifs?

- Les graines de fenugrec sont riches en protéines, lipides et sapogénines qui stimulent l'appétit, régularisent le métabolisme du pancréas et donc l'assimilation du sucre. Elles permettent aussi d'accroître la masse musculaire.

- Le pollen est un stimulant général et un euphorisant; il

augmente l'appétit. Il est particulièrement recommandé en cas de convalescence. C'est ce qu'on appelle un « super-aliment » puisqu'il contient des acides aminés essentiels, des protéines, des vitamines B.

Le conseil en plus

- Le manque d'appétit peut, dans certains cas, être simplement le reflet d'un manque d'intérêt. Les personnes seules se nourrissent ainsi parfois insuffisamment, surtout si elles sont âgées. Essayez de varier les menus, les plaisirs, les odeurs, etc.

- Certains médicaments pris en excès (notamment les amphétamines) peuvent être responsables d'une perte d'appétit.

- Attention si le manque d'appétit touche un(e) adolescent(e), car il peut s'agir d'anorexie mentale. La consultation médicale s'impose.

Arthrose – Arthrite

Qu'est-ce que c'est?

L'arthrose est la maladie articulaire la plus répandue. Elle touche 13 % de la population, 70 % des plus de 65 ans. Elle résulte d'un déséquilibre entre les phénomènes de destruction et de reconstruction du cartilage articulaire. Ce dernier est composé d'un tissu particulier, non vascularisé, non innervé, lisse, gélatineux et élastique. Il recouvre l'extrémité des os pour les empêcher de frotter l'un contre l'autre. Lorsqu'il se détériore, il ne remplit plus son rôle, et les douleurs augmentent tandis que la mobilité se réduit. Souvent, l'inflammation n'est pas loin, on parle alors d'arthrite.

Les formules

• **Arthrite**

Harpagophytum . . . . *150 mg*
Saule blanc . . . . *150 mg*
Prendre 4 gélules par jour.

• **Arthrose**

Extrait sec d'harpagophytum . . . . *60 mg*
Extrait sec de prêle . . . . *60 mg*
Extrait sec de cassis . . . . *60 mg*
Extrait sec de reine-des-prés . . . . *40 mg*
Extrait sec de lithotame . . . . *40 mg*
Poudre de bambou . . . . *40 mg*
Prendre 4 gélules par jour.

Ou bien
Extrait fluide d'harpagophytum . . . . }
Extrait fluide de prêle . . . . }
Extrait fluide de reine-des-prés . . . . } *aa qsp 125 ml*
Extrait fluide de vergerette . . . . }
50 gouttes dans un grand verre d'eau, 3 fois par jour.

Pourquoi ces principes actifs ?

- L'harpagophytum contient des substances anti-inflammatoires et anti-douleurs, actives contre toutes les manifestations articulaires douloureuses.

- Le saule et la reine-des-prés contiennent de l'aspirine végétale, anti-douleur et anti-inflammatoire.

- La prêle et le bambou sont riches en silice, qui stimule la fabrication du collagène des tissus osseux et conjonctifs. Ils favorisent la reconstruction du cartilage, et donc améliorent la mobilité.

- Le cassis et la vergerette contiennent des flavonoïdes, des tanins et de la vitamine C. Toutes ces substances ont des propriétés anti-inflammatoires, surtout au niveau des genoux. Ces deux plantes sont également diurétiques : elles favorisent donc l'élimination des déchets (acide urique et toxines).

- Le lithothame est une algue reminéralisante riche en calcium, magnésium, oligoéléments. Il diminue l'acidité de l'organisme responsable des inflammations rhumatismales et arthrosiques.

Le conseil en plus

- Attention aux anti-inflammatoires ou anti-douleurs couramment prescrits : ils ne soulagent que momentanément, mais finissent par causer de vraies maladies (ulcères, saignements gastro-intestinaux). Pire, ils contribuent à détruire le cartilage restant, et donc aggravent la maladie.

- Le nouveau traitement de l'arthrose et des rhumatismes, 100 % naturel et efficace et pourtant si mal connu, c'est l'association glucosamine-chondroïtine (1 g par jour) + un complexe antioxydant + des capsules d'omega-3 (huile de poissons : 2 g par jour).

- Les douleurs sont toujours soulagées, même temporairement, par la chaleur. Les sous-vêtements, genouillères et ceintures « chaleur douce » (en pharmacie) sont hautement recommandables, surtout en hiver. Sinon, pensez à la chaleur du sèche-cheveux pour les « urgences ».

- Évitez les aliments acidifiants : graisses, sucreries, café…

- Pensez aux cures thermales spécifiques, notamment à Dax, qui ont soulagé des malades ne sachant plus vers quelle thérapeutique se tourner.

Asthme

Qu'est-ce que c'est ?

Sous l'influence de divers facteurs, comme le pollen, la poussière, un coup de froid…, les voies respiratoires de l'asthmatique se rétrécissent temporairement. La respiration s'accompagne d'un bruit caractéristique de sifflement, l'expiration devient difficile, on a l'impression d'étouffer. Malgré les traitements classiques efficaces, cette maladie est en pleine expansion, partout dans le monde. Elle affecte quatre millions de personnes en France.

Les formules

• **L'incontournable**

Extrait sec de marrube blanc . . . . *100 mg*
Extrait sec d'oignon . . . . *100 mg*
Poudre de plantain. . . . . *50 mg*
Poudre de mélisse . . . . *50 mg*
3 à 6 gélules par jour selon les besoins.

• **La formule « nutrithérapie »**

Aspartate de magnésium . . . . *50 mg*
Vitamine B6 . . . . *50 mg*
Acérola . . . . *50 mg*
Gluconate de manganèse . . . . *50 mg*
Gluconate de zinc. . . . . *50 mg*
Flavonoïdes . . . . *50 mg*
3 gélules par jour.

• **Huiles essentielles (pour usage interne ou externe)**

Huile essentielle de camomille romaine . . . . *1 goutte*
Huile essentielle de lavande vraie . . . . *1 goutte*
Huile essentielle de pin sylvestre . . . . *1 goutte*

Sur un comprimé neutre ou en gélule sur tixosil, ou encore en suppositoire.

Ces huiles essentielles peuvent aussi servir à des onctions locales, au niveau du plexus solaire : on les diluera alors dans une huile végétale.

Pourquoi ces principes actifs ?

- Le marrube est un dilatateur des bronches, c'est LA plante du confort respiratoire.

- L'oignon réduit de manière significative la constriction des bronches provoquée par un allergène. Il contient des dérivés soufrés anti-inflammatoires, et à ce titre prévient et soulage les crises d'asthme.

- Le plantain possède des vertus anti-inflammatoires, anti-allergiques, adoucissantes et émollientes (qui facilitent l'expectoration). Il agit aussi contre les bactéries et contre la toux.

- La mélisse s'oppose à la nervosité et à l'anxiété générées par la crise. Cela permet au passage de ne pas aggraver cette dernière…

- La camomille romaine (tout comme la marjolaine) s'oppose aux crises d'asthme d'origine nerveuse.

- La lavande est antispasmodique.

- Le pin possède une action cortisone-like (comme la cortisone) : antiallergique, anti-inflammatoire, anti-stress.

- Le magnésium dilate les bronches et déstresse.

- La vitamine B6 diminue la fréquence et l'intensité des crises.

- L'acérola (vitamine C naturelle) est un antioxydant essentiel pour les poumons. Par ailleurs, il favorise la destruction et l'élimination de l'histamine, grand agent déclencheur de la crise d'asthme.

- Le manganèse inhibe la sécrétion d'histamine.

- Les flavonoïdes augmentent la résistance des capillaires sanguins, les échanges sont facilités.

• La formule « incontournable » calme, décontracte, facilite la respiration et lève les spasmes.

• La formule « nutrithérapie » peut être utilisée au long cours comme modificateur du terrain asthmatique.

Le conseil en plus

- Ne fumez pas ! Évitez les lieux enfumés !

- Ayez toujours à portée de main votre inhalateur, type Ventoline.

- Évitez les corticoïdes.

- Les crises d'asthme sont extrêmement gourmandes en vitamine C. Certains spécialistes recommandent aux asthmatiques d'en prendre 500 mg chaque jour, surtout en ville (pollution).

- Essayez d'espacer et de minimiser les crises grâce aux formules ci-dessus. Chaque crise est éprouvante pour le corps et entraîne la fabrication de nombreux radicaux libres.

- Évitez les animaux domestiques (chats et oiseaux surtout), car ils sont très allergisants.

- Le sport est recommandé. Il ne guérit pas l'asthme mais améliore divers paramètres respiratoires, tout en augmentant le seuil d'apparition d'une crise.

- Évitez les produits laitiers et les céréales.

- Régénérez la flore intestinale à l'aide de ferments lactiques.

- Rééquilibrez vos apports en acides gras (huiles d'olive, de colza et de poissons).

- Évitez l'inhalation d'huile essentielle en cas d'asthme.

Audition (vieillissement auditif)

Qu'est-ce que c'est ?

Dans les tribus les plus reculées, les Anciens n'entendent pas moins bien que leurs petits-enfants. C'est que l'environnement bruyant agit sur nos oreilles comme les rayons UV sur notre peau : il les tue lentement (ou rapidement c'est selon). Une seule parade : s'en protéger le mieux possible et remplir ses stocks de magnésium.

La formule

Acide alpha-lipoïque. . . . . 25 mg
Extrait sec de petite pervenche . . . . 25 mg
Extrait sec de ginkgo biloba. . . . . 25 mg
Quercétine. . . . . 25 mg
Gluconate de magnésium. 100 mg
Vitamine E . . . . 800 UI
Vitamine C. . . . . 100 mg
3 à 6 gélules par jour.

Pourquoi ces principes actifs ?

- L'acide alpha-lipoïque protège des pertes auditives induites par les antibiotiques et par l'exposition au bruit. Il régénère les vitamines C et E antioxydantes.

- La petite pervenche contient de la vinpocétine, un agent vasodilatateur qui stimule la production d'oxyde nitrique. Cette substance augmente la relaxation des muscles vasculaires lisses et favorise la circulation sanguine.

- La quercétine est très efficace en cas d'ostéosclérose. Elle stimule la fabrication de collagène et s'oppose aux lésions sclérotiques.

- Le magnésium augmente la résistance au bruit.

Le conseil en plus

- Il faut éviter le bruit autant que possible, et notamment les décibels inhumains de certains concerts ou boîtes de nuit. Les walkmans doivent être utilisés avec prudence (il existe enfin sur certains modèles des protections auditives).

- Un professeur, le Pr Ising, a passé toute sa vie à montrer que les carences en magnésium augmentent la toxicité du bruit, et qu'inversement, des suppléments magnésiens ralentissaient le vieillissement auditif. Plus l'exposition au bruit est intense et prolongée, plus les besoins augmentent. Spasmophiles, attention !

- Certains médicaments (notamment certains antibiotiques) peuvent affecter gravement l'oreille.

Bronchite

Qu'est-ce que c'est ?

Vous sortez à peine d'un rhume, d'une laryngite ou d'une rhino-pharyngite, et voilà que vous vous mettez à tousser ! L'infection est « descendue » sur les bronches : c'est la bronchite. La toux sèche du début s'accompagne d'une petite fièvre, d'une sensation de brûlure dans la poitrine et d'une certaine difficulté à respirer.

C'est que les bronches, des « tuyaux » par lesquels l'air arrive aux poumons, sont de véritables autoroutes parcourues jour et nuit par des files de virus et de bactéries. En temps normal, la muqueuse supporte vaillamment tout ce trafic. Mais que survienne en amont une infection bactérienne ou virale des voies aériennes supérieures (nez, gorge, trachée), c'en est trop pour elle, elle s'enflamme à son tour. Si elle ne touche pas un enfant ou une personne âgée, c'est une maladie bénigne qui guérit en quelques jours.

Les formules

• **Gélules aux huiles essentielles**
Huile essentielle de cannelle de Ceylan . . . . 1 goutte
Huile essentielle d'origan d'Espagne . . . . 1 goutte
Extrait de thym à thymol . . . . 1 goutte
Tixosil (excipient)
2 gélules matin, midi et soir aux repas, pendant 2 à 3 jours en cas de maux de gorge et de nez bouché, 5 jours si les bronches sont touchées.

• **Gouttes aux huiles essentielles**
Huile essentielle de cannelle de Ceylan . . . . 1 ml
Huile essentielle d'origan d'Espagne . . . . 1 ml

Extrait de thym à thymol. . . . . *1 ml*
Alcool à 60° . . . . *qsp 100 ml*
20 gouttes dans de l'eau 4 à 5 fois par jour.

• **Suppositoires aux huiles essentielles**

	(bébé)	*(enfant)*	*(adulte)*
H.E. de cannelle de Ceylan	*1 gtte*	*2 gttes*	*3 gttes*
H.E. d'eucalyptus	*1 gtte*	*2 gttes*	*3 gttes*
H.E. d'origan d'Espagne	*1 gtte*	*2 gttes*	*3 gttes*
Witepsol	*1 g*	*2 g*	*3 g*

1 suppositoire matin et soir 3 jours.

• **Frictions pour les bronches**
Huile essentielle de niaouli. . . . . *1 ml*
Huile essentielle d'eucalyptus . . . . *1 ml*
Huile essentielle de ravensare . . . . *1 ml*
Huile végétale. . . . . *qsp 125 ml*
Frictions sur la poitrine et le dos au couché.

• **Formule liquide**
Extrait fluide de radis noir . . . . }
Extrait fluide d'eucalyptus. . . . . } *aa*
Extrait fluide de thym . . . . }
Extrait fluide d'échinacée . . . . }
40 gouttes dans de l'eau 3 à 4 fois par jour durant 4 à 5 jours.

Pourquoi ces principes actifs ?

- L'eucalyptus fluidifie les sécrétions pulmonaires et favorise leur évacuation. Il supprime l'irritation des bronches et donc calme la toux.

- Les huiles essentielles sont choisies pour leur pouvoir antibiotique comparable à celui des médicaments « classiques ».

- Le radis noir fluidifie les sécrétions bronchiques et évite l'encombrement.

- Le thym est antiseptique et l'échinacée est antivirale. Ces deux plantes renforcent les défenses immunitaires.

Le conseil en plus

- Ne fumez pas. Arrêtez au moins de fumer pendant votre bronchite.

- Les antibiotiques sont trop couramment prescrits dans le cadre de cette maladie, bénigne sauf exception.

- Prenez 4 à 5 g de vitamine C par jour jusqu'à amélioration des symptômes.

- Évitez les produits laitiers, qui provoquent des sécrétions bronchiques.

- Il y a un risque d'insuffisance respiratoire chez les bébés et les personnes âgées. Mieux vaut consulter.

- La bronchite chronique est une maladie préoccupante, souvent liée à l'abus de tabac et/ou à un environnement pollué. Elle sort du cadre de ce livre, car les recours aux traitements antibiotiques et/ou à la kiné respiratoire sont en général envisagés.

Brûlure

Qu'est-ce que c'est ?

La brûlure est une blessure, on l'oublie trop souvent. Elle est provoquée par le contact avec la peau d'un corps à température élevée. Le seuil critique est fixé à 44 °C. Si elle est dans 90 % des cas d'origine thermique, elle peut aussi être électrique ou chimique. 95 % des brûlures sont sans gravité, à condition de recevoir les soins adaptés. En effet, la peau, lésée, doit être réparée au plus vite afin de ne pas laisser ouverte une porte d'entrée aux bactéries. Les brûlures graves, soit très étendues, soit chimiques, soit électriques, soit profondes (on ne ressent aucune douleur car les nerfs sont morts), nécessitent toujours une hospitalisation.

Les formules

• **Usage externe**

Vitamine E . . . . *30 ml*
Huile de calendula . . . . *qsp 60 ml*

Appliquer 2 fois par jour sur la peau brûlée pour éviter les cloques.

• **Usage interne**

Vitamine A . . . . *2250 µg*
Zinc . . . . *15 mg*
Vitamine C . . . . *250 mg*

3 gélules par jour pendant 8 à 10 jours.

Pourquoi ces principes actifs ?

- Les principes actifs aident à la cicatrisation et régénèrent la peau.

- La vitamine C aide à lutter contre l'infection.

Le conseil en plus

- Il faut toujours laisser couler de l'eau fraîche sur une brûlure, afin d'en stopper l'étendue. C'est un geste primordial. La plupart des gens ne restent pas assez longtemps sous le robinet : le refroidissement doit durer plusieurs minutes.

- Il ne faut pas appliquer de corps gras (beurre, huile) sur une brûlure. Seul le Tégarome (spécialité aux huiles essentielles) peut être conseillé.

- La fièvre, une inflammation autour de la brûlure ou l'absence de cicatrisation au 15ᵉ jour doivent faire consulter un médecin.

- La désinfection n'est pas indispensable, sauf si la brûlure a été provoquée par un objet souillé.

- Couvrir la brûlure, la protéger de l'air est le moyen le plus efficace pour stopper la douleur.

- Les pansements « spécial brûlure » de chez Urgo sont recommandés (technologie lipido-colloïde).

Calculs biliaires

Qu'est-ce que c'est ?

Les calculs biliaires sont des « cailloux » formés par précipitation de certains composants de la bile, tels que le cholestérol, le calcium ou les pigments. Ils se développent et cristallisent dans la vésicule elle-même ou dans le canal cholédoque. Les femmes sont deux fois plus touchées que les hommes, mais d'autres facteurs peuvent jouer. Ainsi, un fort taux de cholestérol prédispose à la formation de ces calculs. Quant à l'obésité, c'est un facteur aggravant.

La formule

Extrait sec de boldo (feuilles) . . . . *60 mg*
Extrait sec de chardon-Marie (semences) . . . . *60 mg*
Extrait sec d'aubier de tilleul (semences) . . . . *60 mg*
Extrait sec de pissenlit (racine). . . . . *60 mg*
Extrait sec d'orthosiphon (feuilles) . . . . *60 mg*

Ou

Extrait sec de chélidoine . . . . *50 mg*
Extrait sec de chardon-Marie. *50 mg*
Extrait sec de radis noir . . . . *50 mg*
Extrait sec de pissenlit. . . . . *50 mg*
Gluconate de magnésium. . . . . *100 mg*
Vitamine B6 . . . . *25 mg*

3 gélules par jour.

Pourquoi ces principes actifs ?

- Le boldo est cholérétique : il provoque l'évacuation des calculs.

- Le chardon-Marie et la chélidoine stimulent l'écoulement de la bile.

- L'aubier de tilleul et le radis noir sont à la fois cholérétiques (ils augmentent la sécrétion biliaire) et cholagogues (ils provoquent l'excrétion biliaire). L'aubier est aussi un excellent antispasmodique hépato-biliaire.

- Le pissenlit et l'orthosiphon sont des draineurs et des dépuratifs.

- Le magnésium équilibre le rapport entre le calcium et le magnésium, afin d'éviter l'augmentation du taux de calcium circulant (responsable de formation de « cailloux »).

- La B6 permet de mieux assimiler le magnésium.

Le conseil en plus

- Il faut consommer beaucoup de fibres solubles. On trouve ces dernières dans les fruits et les légumes, surtout dans les suivants : carottes, tomates, pommes, coings, cassis, agrumes. Le son d'avoine en contient également.

- Un régime alimentaire riche en fibres est primordial. Il ne réduit pas la taille des cailloux, mais permet l'excrétion des plus petits dans l'intestin.

- Les excès de graisses comme le jeûne sont à proscrire, car ils peuvent déclencher une crise de calculs par surproduction de bile.

Calculs rénaux

Qu'est-ce que c'est ?

Personne ne se préoccupe de ses reins avant qu'ils ne se manifestent bruyamment par le biais d'une colique néphrétique. Il faut plusieurs mois pour que des sels minéraux se regroupent et forment comme des grains de sable, puis de véritables « cailloux », les calculs, qui peuvent dans certains cas atteindre la taille d'une balle de ping-pong. Les petits calculs sont en général éliminés dans les urines sans qu'on s'en aperçoive. Mais si le caillou se bloque en un lieu quelconque de l'arbre urinaire, c'est la colique néphrétique.

Ensuite, certains malades peuvent devenir maniaques, voire intraitables sur l'alimentation, redoutant par-dessus tout une nouvelle crise. Ils ont raison, car les erreurs alimentaires sont un facteur majeur de déclenchement du calcul. Les calculs rénaux entraînent les douleurs parmi les plus insupportables. Si vous avez déjà eu un calcul, vous êtes fragilisé. Vous pouvez faire une nouvelle crise dans un mois, un an, mais peut-être jamais. Le taux de récidive est de 20 % tous les quatre ans.

La formule

Extrait sec de bouleau .... *50 mg*
Extrait sec de chiendent .... *100 mg*
Extrait sec d'orthosiphon .... *50 mg*
Gluconate de magnésium .... *100 mg*
Vitamine B6 .... *25 mg*
3 gélules par jour.

Pourquoi ces principes actifs ?

- Le bouleau contient une substance qui favorise l'élimination des chlorures et de l'acide urique, et prévient la formation de calculs.

- Le chiendent dissout les calculs de petite taille. Il est diurétique et anti-inflammatoire.

- L'orthosiphon possède une action drainante. Il accélère l'élimination rénale de l'eau, des chlorures, de l'urée et de l'acide urique.

- Le magnésium équilibre la balance calcium-magnésium, afin d'éviter un trop haut taux de calcium circulant (responsable de la formation de « cailloux »).

- La B6 permet de mieux assimiler le magnésium.

Le conseil en plus

- Attention. Pendant la crise, un seul conseil : il ne faut surtout pas boire, car cela engorgerait encore plus les canaux bloqués et la douleur serait décuplée (ceux qui en ont déjà souffert mesureront pleinement la portée de ces propos). Il faut impérativement appeler un médecin en urgence, non seulement pour calmer la douleur mais aussi pour juger de la gravité du calcul et vérifier qu'il n'y a pas de complication (infection, blocage des reins).

- Buvez 1,5 litre d'eau par jour minimum (en dehors des crises), et surtout le soir, particulièrement si vous avez mangé un repas lourd, salé, gras et/ou bien arrosé. L'eau dilue la concentration des minéraux dans l'urine, évitant ainsi la formation de « cailloux ».

- Veillez à boire particulièrement à la saison chaude, surtout si vous mangez beaucoup de fruits et légumes riches en vitamines et minéraux. De plus, sans rien changer à son alimentation, le calcium excrété dans les urines augmente durant l'été. Ceci est dû à la formation de vitamine D par l'ensoleillement, qui augmente l'absorption intestinale du calcium.

- Avalez moins de sel. Manger trop salé augmente le taux de calcium dans les urines, donc augmente le risque que les cristaux ne se lient entre eux et forment un calcul.

- Mangez des pommes ! Les végétaux sont alcalins, et s'opposent donc à la formation de calculs. Plus nous mangeons de fibres, plus celles-ci se lient aux minéraux circulants non utilisés pour les éliminer.

- Attention à la viande. Elle augmente le taux de concentration des constituants de base de l'urine (calcium, oxalate et acide urique). Méfiance aussi envers l'alcool ainsi que les boissons très sucrées comme les sodas ou les jus.

- Bougez ! La sédentarité est un facteur de risque reconnu.

Cataracte

Qu'est-ce que c'est?

La cataracte se traduit par une baisse progressive de l'acuité visuelle. Cette dégénérescence s'étale sur plusieurs années. La personne a l'impression de voir « dans le brouillard », avec parfois des éblouissements, dus au reflet des rayons lumineux dans un milieu qui devient opaque. Car la cataracte signifie que le cristallin s'opacifie, de façon partielle ou totale, et la pupille, normalement noire, devient peu à peu d'un blanc laiteux. Le seul traitement est chirurgical (on retire le cristallin malade, pour le remplacer ou non), même s'il existe des collyres qui ralentissent l'évolution de la maladie.

Pour prévenir l'accélération de ce phénomène (l'opacification du cristallin), on peut utiliser les formules suivantes.

Les formules

• L'incontournable (1)

Vitamine C . . . . *50 mg*
Vitamine E . . . . *100 mg*
Vitamine B2 . . . . *15 mg*
Vitamine B3 . . . . *40 mg*
Bêta-carotène . . . . *15 mg*
Flavonoïdes . . . . *50 mg*
Taurine . . . . *25 mg*
Carnosine . . . . *25 mg*
Prendre 4 gélules par jour (2 le matin et 2 le soir).

• L'incontournable (2)

Pidolate de zinc . . . . *5 mg*
Levure au sélénium . . . . *5 mg*
Carbonate de calcium . . . . *250 mg*

Glycérophosphate de magnésium . . . . *100 mg*
4 gélules par jour (2 le matin, 2 le soir).

• **L'incontournable (3)**
Extrait sec de myrtille . . . . *100 mg*
Extrait sec de thé vert . . . . *100 mg*
Extrait sec de ginkgo . . . . *100 mg*
2 gélules par jour (1 le matin, 1 le soir).

Pour une prévention optimale, n'hésitez pas à absorber les 3 formules simultanément.

Pourquoi ces principes actifs ?

- La vitamine C protège le cristallin contre l'oxydation due à la lumière UV et aux radiations. C'est un élément essentiel pour la synthèse du collagène. On en trouve en abondance dans le cristallin.

- La vitamine B2 recycle le glutathion oxydé (un antioxydant lui-même attaqué par les radicaux libres). Elle est malheureusement détruite par les UV. Elle a besoin d'être associée à la vitamine B3 pour une assimilation correcte.

- Le bêta-carotène, bon cicatrisant de la cornée, s'oppose à l'oxydation des graisses rétiniennes due aux radiations solaires.

- Le zinc est très présent dans le pigment rétinien. Il joue un rôle fondamental pour la rétine et le nerf optique. Il s'oppose aux troubles oculaires liés à l'âge.

- Le sélénium est un antioxydant représenté en larges quantités dans les humeurs aqueuses (larmes). Il est inséré dans le glutathion, un antioxydant très puissant fabriqué par l'organisme.

- Les flavonoïdes « attrapent » le fer (oxydant) et luttent contre le vieillissement cellulaire.

- La taurine régénère le nerf optique. C'est un acide aminé

présent à haute concentration dans l'œil. Elle freine l'évolution de la cataracte.

- Le calcium et le magnésium sont indispensables à la bonne santé du cristallin.

- Le ginkgo biloba améliore la circulation microcapillaire, et donc le passage des nutriments dans les tout petits vaisseaux de l'œil.

- La myrtille augmente la résistance de ces vaisseaux sanguins.

- Le thé vert est antioxydant.

- En améliorant le passage du sang dans les minuscules vaisseaux oculaires, ces trois végétaux (ginkgo, myrtille et thé vert) favorisent l'assimilation des nutriments par les différentes structures de l'œil.

Le conseil en plus

- Pour augmenter ses chances de garder de bons yeux, éviter les expositions solaires sans protection (lunettes de soleil de qualité + casquette ou chapeau, pour protéger des rayons qui arrivent par le dessus).

- Consommez chaque jour des fruits et légumes, riches en antioxydants.

- Évitez l'excès de produits laitiers : le lactose est responsable d'opacification du cristallin.

Cellulite

Qu'est-ce que c'est ?

La cellulite est une modification de la peau due à un dépôt de graisse sous-cutané, c'est la célèbre « peau d'orange ». En général, les cellules graisseuses incriminées s'installent surtout dans la zone des fesses et des cuisses, mais les genoux et les bras ne sont pas épargnés. Les facteurs principaux sont hormonaux et héréditaires, mais on peut aussi montrer du doigt une alimentation anarchique et/ou une rétention d'eau.

Les désagréments sont surtout esthétiques. Les innombrables femmes qui luttent contre leur cellulite ont forcément beaucoup de mal à s'en débarrasser, parce qu'il s'agit d'un processus normal et naturel.

Les formules

• L'incontournable

Extrait sec d'ananas . . . . 50 mg
Extrait sec de reine-des-prés . . . . 50 mg
Extrait sec de garcinia. . . . . 150 mg
Extrait sec de papaye. . . . . 50 mg
1 gélule à la fin de chacun des 3 repas.

• Huile de massage

Huile essentielle de citron . . . . 1 ml
Huile essentielle de genévrier . . . . 1 ml
Huile essentielle de menthe . . . . 1 ml
Huile essentielle de cyprès. . . . . 1 ml
Huile végétale. . . . . qsp 125 ml
À appliquer en massage sur les zones concernées, le soir au coucher pendant 10 minutes, en insistant bien sur les zones à problème.

Ou

• **Gel de massage**
Caféine . . . . *10 g*
Extrait glycolique de lierre grimpant . . . . *20 ml*
Extrait glycolique de cyprès . . . . *20 ml*
Extrait glycolique de centella . . . . *20 ml*
Extrait glycolique de vanille . . . . *20 ml*
Gel neutre
À appliquer en massages rapides le matin après la douche jusqu'à pénétration complète (2 minutes environ).

Pourquoi ces principes actifs ?

- La tige d'ananas contient de la bromélaïne, une enzyme digestive spécifique. C'est pourquoi l'ananas est réputé lutter contre la rétention d'eau, désinfiltrer les tissus, mobiliser et évacuer les dépôts graisseux. Il résorbe les œdèmes localisés grâce à son activité anti-inflammatoire importante.

- La feuille de papaye contient de la papaïne, substance qui agit de manière un peu similaire à la précédente. Elle fractionne les protéines et certains lipides, améliore le drainage et l'évacuation des graisses en excès. Elle possède elle aussi une action anti-inflammatoire, et donc s'oppose aux œdèmes douloureux dus aux amas graisseux.

- La tige fleurie de la reine-des-prés lutte contre l'obésité graisseuse et la cellulite.

- L'AHC (acide spécifique) du garcinia participe à la réduction des adipocytes (cellules graisseuses).

Le conseil en plus

- Disons-le tout net : il est vain d'espérer perdre le moindre atome de cellulite si l'on ne pratique pas de sport.

- Une alimentation correcte est indispensable pour éviter d'aggraver la situation, mais elle n'aura aucun effet sur la cellulite déjà installée.

- Le drainage lymphatique, pratiqué par un kiné, semble être l'une des seules méthodes vraiment efficaces, en dehors de l'activité physique.

- Les cosmétiques n'ont que peu d'effet sur la cellulite ; en revanche le fait de masser régulièrement la zone concernée n'est pas inutile. Le massage des zones touchées est même le geste le plus efficace contre cette affection. Agissant comme un drainage, il favorise la diminution de la rétention d'eau et l'élimination des toxines. En désengorgeant les tissus il évite l'aggravation. Les cosmétiques utilisés alors peuvent améliorer l'aspect de la peau.

- Une fois la cellulite installée, l'activité sportive reste à la base du traitement.

Cerveau (anti-vieillissement)

Qu'est-ce que c'est ?

Le cerveau représente 2 à 3 % du corps, mais consomme 20 à 30 % d'énergie. Il dispose de tout un ensemble de vitamines et minéraux pour coproduire l'énergie et le protéger des radicaux libres, facteurs du vieillissement. Le vieillissement cérébral est ainsi étroitement lié au statut nutritionnel. Or, pour diverses raisons, la plupart des personnes âgées sont carencées en la totalité des anti-oxydants. Malheureusement, ces derniers ont un rôle essentiel dans le maintien de l'activité cérébrale.

La formule

• **L'incontournable (1) protection contre les troubles de la mémoire, l'Alzheimer…**

Acide alpha-lipoïque. . . . . 50 mg
Phosphatidylsérine . . . . 100 mg
Extrait sec de ginkgo biloba. . . . . 60 mg
Coenzyme Q10 . . . . 30 mg
Tocotriénols. . . . . 100 mg
Vitamine B5 . . . . 60 mg
3 gélules par jour aux repas.

• **L'incontournable (2) en cas de grande fatigue**

Vitamine B12. . . . . 300 µg
Acétyl L-carnitine. . . . . 300 mg
3 gélules par jour, à prendre vers 10 heures.

• **L'incontournable (3) pour lutter contre les radicaux libres**

Levure sur sélénium. . . . . 100 µg
Vitamine C. . . . . 200 mg
Vitamine E . . . . 200 UI

Gluconate de zinc . . . . *15 mg*
Bêta-carotène . . . . *15 mg*
1 gélule matin et soir.

Pourquoi ces principes actifs ?

- Le ginkgo est un vasodilatateur artériel, et un vasoconstricteur veineux. Il régule le spasme artériel, s'oppose à l'agrégation plaquettaire, et donc évite la thrombose cérébrale.

- La phosphatidylsérine est un précurseur de l'acétylcholine et de la dopamine, deux neuromédiateurs à l'origine de notre activité intellectuelle. Elle participe à la souplesse des membranes, ce qui améliore les « connexions ». Elle intervient enfin dans le métabolisme du glucose par le cerveau.

- La vitamine B5 prend part à la synthèse de l'acétylcholine, neuromédiateur très important.

- L'acide alpha-lipoïque régénère les autres antioxydants. Il chélate (= attrape pour évacuer) les métaux toxiques présents dans le cerveau, et assure la régénération des neurones.

- La vitamine B12 s'oppose aux pertes de capacité du métabolisme.

- Le coenzyme Q10 aide à la respiration cellulaire: il protège contre les maladies de Parkinson et d'Alzheimer.

- La vitamine E est incontournable pour lutter contre les pertes de mémoire.

- L'acétyl L-carnitine est un précurseur d'acétylcholine.

- Le zinc est un cofacteur essentiel (il permet un fonctionnement correct du cerveau).

Le conseil en plus

- Si vous consommez des omega-3 contenus dans les poissons froids des mers froides au moins une fois par semaine, vous divisez par deux le risque de faire un accident vasculaire cérébral. Et si jamais vous en subissez tout de même un, vous aurez beaucoup plus de chances d'y survivre. Plus vous mangez d'omega-3 dans la semaine, plus votre protection s'élève. Toujours selon le même principe : le sang, fluidifié, risque moins d'obstruer les artères cérébrales. Si vous n'aimez pas le poisson, prenez des capsules d'huile de poissons.

- Le cerveau s'use beaucoup plus vite si l'on ne s'en sert pas. Mieux : le développement intellectuel et l'activité cérébrale sont associés à une longévité accrue. Lecture, sorties culturelles, musique, loisirs, jeux, échanges sociaux font partie du « traitement anti-âge ».

- Évitez les toxiques du cerveau : tabac, alcool, aluminium, plomb.

- Même si l'on dit de quelqu'un qu'il est « bête comme ses pieds », ne croyez pas que les pieds soient si éloignés de la tête. Les deux fonctionnent ensemble, et un minimum d'activité physique est indispensable pour bien oxygéner le cerveau. Les balades dans la nature, par exemple, sont chaudement recommandées.

Cholestérol (excès de)

Qu'est-ce que c'est?

Le cholestérol est une composante normale de l'organisme: il est même indispensable à son bon fonctionnement. Entre autre, sans lui, on ne pourrait pas fabriquer certaines hormones, ni certains acides nécessaires à la digestion. Mais lorsque son taux sanguin est trop élevé et qu'il s'oxyde, il majore le risque de fabriquer des plaques d'athérome qui peuvent, à la longue, « boucher » les artères et provoquer un accident cardio-vasculaire. Le traitement pour faire chuter un taux de cholestérol repose toujours avant tout sur la diététique. La formule ci-dessous accélérera le retour à la normale, mais n'en espérez pas de miracle si vous n'améliorez pas votre alimentation.

Les formules

• L'incontournable

Poudre de lécithine de soja. . . . . 100 mg
Poudre de curcuma. . . . . 50 mg
Poudre d'avoine . . . . 50 mg
Isoflavones de soja. . . . . 50 mg
O.P.C . de raisin . . . . 115 mg
2 gélules par jour (1 le midi, 1 le soir).

• L'antioxydante

Alpha-tocophérol . . . . 400 UI
Vitamine C. . . . . 25 mg
Extrait sec d'oignon . . . . 50 mg
Extrait sec de Chrysantellum americanum. . . . . . . 100 mg
Extrait sec d'olivier. . . . . 100 mg
1 gélule aux 3 repas (+ 3 cuillères à soupe de lécithine de soja pure aux repas).

Pourquoi ces principes actifs ?

- La lécithine de soja est l'anticholestérol naturel. Elle est riche en acides gras polyinsaturés essentiels qui favorisent l'élimination du LDL et préservent la souplesse des parois vasculaires. Riche en choline et inositol, elle favorise le bon cholestérol HDL au détriment du « mauvais » LDL. Pour ces raisons, elle prévient les plaques d'athérome.

- Le curcuma est hypocholestérolémiant.

- Les isoflavones de soja font chuter le taux de cholestérol total, s'opposent à l'oxydation du LDL ainsi qu'à l'agrégation des plaquettes.

- L'avoine contient du bêta-glucane, qui diminue le taux de cholestérol.

- Les O.P.C. protègent les parois artérielles de l'oxydation, et empêchent l'agrégation des plaquettes. Ils sont aussi antioxydants, particulièrement vis-à-vis du cholestérol LDL et des triglycérides.

- L'alpha-tocophérol est la vitamine E naturelle, antioxydante des graisses.

- La vitamine C agit en synergie avec la E dans la lutte antioxydante.

- L'oignon contient des dérivés soufrés détoxicants pour les artères.

- Le chrysantellum et l'olivier favorisent le métabolisme des graisses et leur élimination.

Le conseil en plus

- Le cholestérol reste le cholestérol. La molécule est la même, c'est le transporteur qui change et le transforme en « bon » ou « mauvais » cholestérol.

- Le cholestérol n'est pas le seul coupable, et il faut être vigilant sur plusieurs fronts pour protéger le cœur : les graisses saturées et les graisses hydrogénées sont particulièrement dans le collimateur.

- Réduisez votre consommation de viandes grasses, de fromages gras, de produits laitiers, d'abats, d'œufs et d'alcool. Arrêtez totalement (pendant quelques temps) le beurre, la charcuterie, les pâtisseries, les viennoiseries.

- Privilégiez les fruits et légumes, les poissons (y compris ceux dits « gras »), l'huile d'olive ou de colza, les yaourts demi-écrémés, les légumineuses, les céréales complètes.

- Les fibres, le magnésium, les graisses insaturées, les phytostérols (dans les huiles végétales) limitent tous le taux de graisse circulante.

- Toutes les graisses ne sont pas « nocives » : certaines d'entre elles apportent même du « bon » cholestérol qui, contrairement au « mauvais », nettoie les artères et évacue les plaques d'athérome. Il est aussi important d'en consommer suffisamment que de réduire les autres. Ce sont les acides gras polyinsaturés, que l'on trouve dans le saumon, la sardine, le thon ou le maquereau, mais aussi dans les oléagineux (amandes, noisettes...) ainsi que dans les huiles d'olive, de colza ou de noix.

- Stoppez le tabac.

- Pratiquez une activité sportive régulière.

Cicatrisation

Qu'est-ce que c'est?

Le processus de la cicatrisation englobe plusieurs phénomènes: cellulaires, moléculaires, physiologiques et biochimiques. Une blessure est une ouverture de la barrière cutanée; c'est une séparation de tissus, normalement associés. Selon la gravité, il y a une atteinte plus ou moins profonde des vaisseaux sanguins, voire une ou plusieurs lésions nerveuses. L'alarme est donnée par les vaisseaux sanguins. Leur paroi interne, directement en contact avec le sang, possède une propriété particulière: elle n'est pas mouillable.

Lors d'une blessure, la rupture des vaisseaux projette du sang sur des tissus mouillables, ce qui provoque l'activation d'un grand nombre de systèmes de défense. Des protéines se fixent dans la brèche pour colmater le trou, d'autres se transforment en agents de coagulation. À ce stade, la « rustine » est provisoire, mais elle permet d'attendre les fibroblastes, des cellules qui reconstruisent pour de vrai. Pendant ce temps, d'autres protéines assurent l'étanchéité du système de fortune... Fascinant!

La formule

Huile essentielle de niaouli . . . . 15 gouttes
Huile essentielle de géranium rosat . . . . 10 gouttes
Huile végétale de rose musquée. . . . . 50 ml
+
Huile d'amande douce si la peau est sèche et irritée
(ou huile d'avocat, ou de bourrache, ou de germe de blé
si psoriasis ou eczéma).

Appliquer matin et soir quelques gouttes sur la cicatrice. Rincer ensuite à l'eau citronnée (tonique).

Pourquoi ces principes actifs ?

- L'huile essentielle de niaouli est cicatrisante. Elle est utilisée en cas de radiothérapie (traitement contre le cancer) car elle prévient les brûlures.

- L'huile essentielle de géranium est hydratante et adoucissante.

- L'huile de rose musquée est connue pour ses propriétés cicatrisantes : elle reconstitue remarquablement l'épiderme.

Le conseil en plus

- Cette formule « marche » aussi bien pour prévenir l'apparition des rides, ou leur aggravation trop rapide. Dans ce cas, appliquer sur l'ensemble du visage et du cou.

- Si la blessure est très étendue ou touche le visage, il faut consulter afin d'éviter de conserver une cicatrice disgracieuse.

Cœur (protection)

Qu'est-ce que c'est?

La cardiologie, c'est de la « tuyauterie » et les maladies cardiaques liées aux « tuyaux encrassés » restent en France la première cause de mortalité. Et finalement, tout n'est pas si simple, puisque ces maladies sont multifactorielles.

Ce qui est certain, c'est que l'accident n'est pas inéluctable, et qu'on peut parfaitement protéger son cœur à condition de lutter sur divers fronts : l'hypertension artérielle, la présence de substances indésirables en trop fortes quantités (triglycérides, homocystéine, cholestérol), le taux de sucre sanguin trop élevé (diabète), le tabagisme… Protéger son cœur devient une urgence vitale si l'on a déjà eu une « alerte ».

La formule

Chlorure de potassium . . . . *30 mg*
Coenzyme Q10 . . . . *30 mg*
Vitamine E . . . . *10 mg*
Acide alpha-lipoïque . . . . *75 mg*
L-lysine . . . . *100 mg*
Vitamine C . . . . *50 mg*
Vitamine B6 . . . . *50 mg*
Vitamine B9 . . . . *400 µg*
Vitamine B12 . . . . *100 µg*
Pidolate de chrome . . . . *200 µg*
Levure au sélénium . . . . *100 µg de sélénium élément*
L-carnitine . . . . *50 mg*
1 gélule matin et soir.

Pourquoi ces principes actifs ?

- Le potassium assure la régularité du rythme cardiaque, il abaisse l'excitabilité neuromusculaire. Il rétablit l'équilibre sodium-potassium (nous mangeons trop de sel).

- Le coenzyme Q10 est le meilleur nutriment pour protéger le système cardio-vasculaire. C'est en gros un énergisant du muscle cardiaque.

- La vitamine E protège contre l'oxydation des graisses, ce qui empêche la coagulation, donc l'infarctus.

- La L-lysine et la vitamine C réduisent la plaque d'athérome et améliorent l'état des artères.

- L'acide alpha-lipoïque est un antioxydant universel (il régénère les autres antioxydants et agit dans tous les milieux).

- Les vitamines B6, B9 et B12 luttent contre la formation d'homocystéine, un acide aminé toxique car responsable des plaques d'athérome.

- La L-carnitine s'oppose aux triglycérides et aux troubles du rythme cardiaque.

- Le sélénium protège contre les troubles cardio-vasculaires.

- Le chrome augmente le taux de « bon » cholestérol chez l'hypertendu traité aux bêta-bloquants (ces médicaments font chuter ce taux). Cet oligoélément diminue donc les risques cardio-vasculaires.

Le conseil en plus

Le régime crétois est le meilleur protecteur cardiaque, bien avant tout type de médication. Les grands principes :

- Peu de graisses saturées : aucun produit laitier (ni lait, ni beurre, ni fromage, sauf de chèvre).

- Aucune viande grasse (pas de porc ou de bœuf, uniquement du poisson et de la volaille).

- Pas de charcuterie ni de pâtisserie (uniquement des fruits au dessert).

- Uniquement de l'huile d'olive et de colza comme corps gras.

- Du pourpier, une salade que l'on trouve difficilement chez nous, mais que l'on peut remplacer par l'usage d'huile de caméline (en pharmacie).

- Des noix et fruits secs.

- Des tomates en abondance, de l'ail tous les jours.

- Des escargots (sans beurre à l'ail! cuisinés à l'huile d'olive et tomate).

- Un ou deux verres de vin rouge chaque jour.

Colite (spasmes intestinaux)

Qu'est-ce que c'est ?

Les spasmes du côlon font partie des troubles fonctionnels intestinaux. On appelle l'ensemble des symptômes la colopathie fonctionnelle ou le syndrome de l'intestin irritable. L'origine est inconnue, même si l'on admet que le stress est un facteur déclenchant. Les spasmes intestinaux sont souvent associés à des troubles du transit et à des ballonnements.

La colite touche 1,5 million de personnes en France, sans compter celles, nombreuses, qui ne sont pas diagnostiquées. Cette maladie représente plus de 50 % de l'activité d'un gastro-entérologue, 20 % de celle d'un généraliste.

Les formules

- **Formule spéciale colite**

Extrait sec de mauve . . . . *100 mg*
Extrait sec de réglisse . . . . *100 mg*
Extrait sec de guimauve . . . . *100 mg*
3 à 6 gélules par jour

- **Formule pour soulager les spasmes**

Extrait hydroglycériné de fenouil . . . . }
Extrait hydroglycériné de romarin . . . . } *aa*
Extrait hydroglycériné d'angélique . . . . }
40 gouttes, 3 fois par jour, lors des repas.

- **Formule douleurs digestives avec constipation**

Poudre de mélisse (feuille) . . . . *100 mg*
Poudre de cumin (fruit) . . . . *100 mg*

Poudre de curcuma (racine). . . . . 100 mg
1 à 3 gélules par jour au moment des douleurs.

Pourquoi ces principes actifs ?

- La mauve, la réglisse et la guimauve sont antispasmodiques, anti-inflammatoires ; elles ont un très léger effet laxatif.

- Le fenouil et le romarin s'opposent aux fermentations pendant la digestion.

- L'angélique est antispasmodique.

- La mélisse est efficace contre les troubles digestifs d'origine nerveuse.

- Le cumin est un anti-infectieux et un stimulant digestif.

- Le curcuma s'oppose au syndrome du côlon irritable par son action anti-inflammatoire.

Le conseil en plus

- Certaines colites sont médicamenteuses. Responsables : les anti-inflammatoires, certains antibiotiques ou médicaments à visée cardiaque. S'ils sont indispensables, ces médicaments entraînent fréquemment des effets secondaires digestifs, dont les colites. Ces véritables inflammations finissent par léser l'organe, et cela peut aller jusqu'à l'hémorragie intestinale dans certains cas graves. Pensez à protéger votre côlon lors de ces traitements

- Impossible de venir à bout d'une colite sans s'occuper de la partie « psy » du problème. Car la colite est quotidienne, elle finit par miner le moral et les colitiques qui consultent sont souvent déprimés. Cependant, les médicaments anxiolytiques ou antidépresseurs sont fortement déconseillés. Mieux vaut se tourner vers la phytothérapie, la nutrithérapie, parfaitement physiologiques.

On peut leur associer une psychothérapie, la relaxation ou, pourquoi pas, l'autohypnose.

- Du calme!!!

- Les infusions de réglisse (pas les bonbons!) et de menthe poivrée permettent de soulager efficacement les crises.

Constipation

Qu'est-ce que c'est?

La constipation provient en général d'un manque de vitalité musculaire. Elle est particulièrement répandue en Occident, où le manque de fibres alimentaires et d'activité physique rend l'intestin paresseux. On ne parle de constipation que si le malade se plaint d'aller moins de 3 fois par semaine à la selle. La constipation n'est pas seulement gênante, elle favorise différentes maladies digestives, dont le cancer du côlon, notamment parce qu'elle ralentit l'évacuation de substances toxiques.

Les formules

• **Constipation chronique**

Extrait sec d'artichaut (feuilles) . . . . 100 mg
Poudre d'ispaghul. . . . . 100 mg
Extrait sec de mauve (fleurs) . . . . 100 mg
1 à 3 gélules par jour.

• **Constipation occasionnelle**

Extrait sec de bourdaine (écorce) . . . . 150 mg
Extrait sec de séné (feuilles) . . . . 150 mg
1 à 2 gélules par jour.

Pourquoi ces principes actifs?

- L'artichaut stimule la sécrétion biliaire, ce qui augmente le péristaltisme (mouvements de l'intestin qui provoquent la progression des aliments).

- L'enveloppe de la graine d'ispaghul contient un mucilage qui augmente le volume des selles.

- Les mucilages des fleurs de mauve confèrent à la plante un léger effet laxatif.

- La bourdaine augmente l'hydratation des selles, ce qui augmente le péristaltisme intestinal.

- Le séné est un purgatif, dont l'action est effective environ 10 heures après son ingestion (augmentation du volume et de l'hydratation des selles, augmentation de la motricité du côlon).

Le conseil en plus

- Le traitement de la constipation repose avant tout sur une hygiène de vie adaptée, notamment une alimentation équilibrée. Le recours aux médicaments, y compris les formules ci-dessus, doit rester temporaire.

- Boire des eaux minérales riches en magnésium.

- Pratiquer une activité physique suffisante chaque jour, et une activité sportive plusieurs fois par semaine si possible.

- Manger chaque jour des fruits, légumes et céréales, indispensables fournisseurs de fibres solubles et insolubles. Seuls les transits lents sont accélérés par les fibres : les personnes ayant tendance à la diarrhée réduisent la fréquence de leurs selles mais augmentent leur volume.

- Inutile de « focaliser » : le transit intestinal est évidemment indispensable à l'hygiène corporelle, mais la fréquence normale des selles peut varier d'une personne à l'autre. Le mythe du « une selle par jour » est dépassé, et les personnes habituées à une selle tous les trois jours ne sont pas forcément constipées !

- La constipation ne doit pas être traitée à la légère : si elle ne cède pas rapidement, il faut consulter.

- La constipation systématique en cas de voyage (lorsque l'on met plusieurs jours avant de « s'acclimater ») cède souvent avec le médicament homéopathique Platina.

Couperose

Qu'est-ce que c'est?

La couperose est une rougeur de la peau due à la présence de petits vaisseaux dilatés en permanence sur le visage. Le préjudice est principalement esthétique, surtout lorsque l'on sait qu'après chaque repas on va avoir une nouvelle poussée de « rouge aux joues ».

Ces signes s'accompagnent en général de ce que les spécialistes appellent la télangiectasie, c'est-à-dire une dilatation des vaisseaux superficiels, entraînant de fins traits rouges ou violacés. En général, ce « rouge aux joues » atteint surtout les pommettes et les ailes du nez. L'alcoolisme chronique, la grossesse, les émotions ou certains médicaments utilisés abusivement peuvent être responsables d'aggravation du trouble.

Les formules

- **Incontournable**

Extrait sec d'hamamélis. . . . . 80 mg
Extrait sec de mélilot . . . . 80 mg
Extrait sec de myrtille (feuille) . . . . 60 mg
Extrait sec de vigne rouge . . . . 80 mg
Pour une gélule.
3 gélules par jour.

- **Formule externe**

Huile essentielle d'hélichryse italianica . . . . 1 ml
Huile essentielle de cyprès. . . . . 1 ml
Huile essentielle de basilic . . . . 1 ml
Huile végétale neutre. . . . . qsp 100 ml
À appliquer en massages locaux légers, associés à une prise de vitamine C (250 mg + bioflavonoïdes).

Pourquoi ces principes actifs ?

- Les huiles essentielles conseillées sont anti-inflammatoires, vasoconstrictrices, anticoagulantes et décongestionnantes.

- La vitamine C et les flavonoïdes renforcent les parois des petits vaisseaux.

- L'hamamélis et le mélilot contiennent des flavonoïdes et des tanins qui « resserrent » la peau. Ils augmentent la résistance et diminuent la perméabilité des capillaires qui éclatent sous la peau.

- Les polyphénols de la myrtille ont une action vitaminique dite « P »: ils protègent les capillaires, sont anti-inflammatoires et resserrent eux aussi la peau. Ils sont particulièrement intéressants pour lutter contre les problèmes de microcirculation.

- La vigne rouge contient des anthocyanosides à action vitaminique « P ».

Le conseil en plus

- Évitez les facteurs déclenchants : alcool, café, tabac.

- Protégez spécialement votre peau au soleil : vous en avez besoin plus que quiconque.

Crampes musculaires

Qu'est-ce que c'est?

C'est une contraction involontaire, brutale et douloureuse d'un muscle. Les causes peuvent être très diverses. Si les crampes surviennent pendant la pratique d'un sport, la cause est double: insuffisance d'apport de sang par rapport aux besoins, et production excessive d'acide lactique.

De nombreuses maladies peuvent prédisposer à l'apparition de crampes; c'est le cas du diabète, de l'alcoolisme, de la maladie de Charcot, de l'artérite, de troubles métaboliques... L'origine des crampes nocturnes est moins bien connue, alors qu'elles sont très fréquentes: il semble qu'elles ne soient reliées ni à un trouble de la circulation, ni à des problèmes neurologiques.

Les formules

• **Formule interne**
Lithothame . . . . *200 mg*
Gluconate de calcium . . . . *50 mg*
Gluconate de magnésium. . . . . *25 mg*
Gluconate de zinc . . . . *7,5 mg*
Gluconate de potassium. *25 mg*
2 gélules matin et soir.

• **Huile de massage anti-crampes**
Huile essentielle de pamplemousse . . . . *10 ml*
Huile essentielle de lavande . . . . *5 ml*
Huile essentielle de genévrier . . . . *5 ml*
Huile végétale. . . . . *125 ml*
Massages prolongés le long du membre atteint.

Pourquoi ces principes actifs ?

- Le lithothame est une algue riche en calcium, magnésium, fer, oligoéléments. Elle réduit l'acidité de l'organisme responsable de l'inflammation.

- Les ions des gluconates de calcium, magnésium, zinc et potassium jouent un rôle essentiel dans l'équilibre des cellules.

- Les crampes de la grossesse cèdent toujours à l'administration de calcium et de magnésium.

- Les huiles essentielles choisies pénètrent à travers la barrière cutanée et passent dans le sang en apportant leurs propriétés anti-inflammatoires et décontracturantes.

Le conseil en plus

- Le massage, le stretching et autres formes d'étirement sont toujours conseillés avant et après une séance de sport.

- Toujours pendant l'activité physique, pensez à boire, boire, boire.

Cuir chevelu (troubles du)

Qu'est-ce que c'est ?

De la santé du cuir chevelu dépend la beauté de vos cheveux. Autrement dit, un cuir chevelu agressé, pollué, malade, aura bien du mal à « fournir » de beaux cheveux. La mauvaise circulation, problème n° 1, est responsable de nombreux problèmes capillaires. En effet, elle entraîne une asphyxie, donc une mauvaise nutrition des cellules, pouvant provoquer jusqu'à la chute des cheveux.

Les formules

• La spéciale « folliculite » (démangeaisons du cuir chevelu)

Huile essentielle de melaleuca . . . . *1 ml*
Huile essentielle de citron . . . . *1 ml*
Extrait de pépins de pamplemousse . . . . *10 ml*
Huile végétale . . . . *qsp 125 ml*

Masser le cuir chevelu. Appliquer en masque ; laisser agir pendant 1 heure. Puis, ôter à l'aide d'un shampooing au melaleuca du commerce, que vous laisserez « poser » 5 minutes avant de rincer soigneusement.

• La spéciale « pellicules »

Huile essentielle de cèdre . . . . *0,5 ml*
Huile essentielle de romarin . . . . *0,5 ml*
Huile essentielle de cyprès . . . . *0,5 ml*
Huile d'olive . . . . *50 ml*

Répartir quelques gouttes de cette huile sur le cuir chevelu, masser la tête. Garder jusqu'au lendemain matin. Procéder alors au shampooing cité plus haut.

Pourquoi ces principes actifs ?

- Les huiles essentielles de la formule « folliculite » sont assainissantes et antimycosiques. Il en est de même pour l'extrait de pépin de pamplemousse, qui peut être aussi utilisé par voie interne : c'est un antibiotique et un antifongique naturel de tout premier ordre.

- Les huiles essentielles de la formule « pellicules » améliorent la circulation sanguine du cuir chevelu et possèdent une réelle activité antiseptique.

Le conseil en plus

- Le massage du cuir chevelu devrait être obligatoire une fois par semaine : il relance la circulation, aère le cuir chevelu, détend les muscles contractés, et facilite l'absorption des produits traitants. Il suffit de poser ses mains sur la tête, doigts bien écartés à plat sur le crâne, et de décrire de grands cercles jusqu'à sentir la peau bouger. Le massage peut s'effectuer sur cheveux secs ou mouillés. Attention : à ne pas pratiquer avant un shampooing « lambda » car là aussi, les produits pénètrent mieux, et ce n'est pas l'idéal lorsqu'il s'agit d'additifs allergisants par exemple.

- La brosse et le peigne doivent être de préférence en matériau naturel (bois, corne et poils). Il faut les laver régulièrement (une fois par semaine en moyenne).

- Il faut brosser ses cheveux matin et soir.

- Il est normal de perdre 40 à 100 cheveux par jour.

- Évitez le séchage à l'air trop chaud.

- N'utilisez pas de shampooings inadaptés à votre cuir chevelu. Ceux pour bébés, par exemple, enrichis en agents surgraissants, ne conviennent pas du tout aux cheveux d'adultes.

Cystite

Qu'est-ce que c'est ?

C'est une inflammation aiguë ou chronique de la muqueuse vésicale. Elle est souvent due à des bacilles ou, plus rarement, à un champignon (Candida albicans). Elle touche majoritairement la femme, mais l'homme peut être atteint s'il souffre d'un adénome prostatique. Elle se manifeste brutalement par des brûlures à la miction, des envies fréquentes d'uriner avec émission de seulement quelques gouttes.

Les formules

- **L'incontournable**

Huile essentielle de cannelle de Chine . . . . 1 goutte
Huile essentielle d'origan. . . . . 1 goutte
Huile essentielle de thym . . . . 1 goutte
Huile essentielle de melaleuca . . . . 1 goutte
Tixosil (excipient) pour une gélule n° 30
2 gélules matin, midi et soir pendant 5 jours.

- **Formule liquide**

Extrait fluide de bruyère . . . . }
Extrait fluide de busserole . . . . } aa qsp 150 ml
Extrait fluide de verge d'or . . . . }
2 cuillères à café dans un grand verre d'eau, 3 fois par jour, pendant 5 jours.

Pourquoi ces principes actifs ?

- Les huiles essentielles de la première formule sont particulièrement antiseptiques. La cannelle possède une activité contre la colibacillose, l'origan est fortement bactéricide, le thym est désinfectant et le melaleuca est à la fois antiseptique et antifongique (contre les champignons).

- Les plantes de la formule liquide sont des drainants urinaires. Elles permettent d'éliminer les germes tués par la première formule. Ces 2 formules sont donc utilisables ensemble.

- Les fleurs de bruyère contiennent des flavonoïdes et des tanins anti-inflammatoires vis-à-vis de la paroi vésicale. Elles sont également très diurétiques, ce qui permet d'accélérer l'élimination des toxines.

- Les feuilles de busserole sont antibactériennes vis-à-vis de l'Escherichia coli, l'agent pathogène responsable de la majorité des infections des voies urinaires. Ses tanins sont anti-inflammatoires et diurétiques.

- Ces deux plantes (bruyère et busserole) sont très intéressantes pour le traitement curatif de la crise, mais aussi en prévention des récidives.

Le conseil en plus

- Il faut boire abondamment pour éliminer les germes (2 litres d'eau par jour).

- L'hygiène locale doit être parfaite.

- Il faut traiter une éventuelle constipation.

Dégénérescence maculaire (DMLA)

Qu'est-ce que c'est?

La France compte plus de 1,5 million de malvoyants. Dans 80 % des cas, ils souffrent de dégénérescence maculaire liée à l'âge. Cette maladie menace 1 personne sur 4 après 75 ans, et c'est la première cause de cécité chez les + de 50 ans. Elle atteint une zone très riche en cellules visuelles, la macula, qu'on appelle aussi la « tache jaune ». La DMLA est le plus souvent provoquée par la prolifération désordonnée de vaisseaux sanguins sous la rétine. À force, cela peut entraîner des hémorragies, ce qui provoque une dégradation sévère, voire totale, de la vision. Le signe le plus précoce est la distorsion des lignes droites: qu'il s'agisse de pages d'écriture ou de plinthes, tout devient courbe.

La formule

Alpha-tocophérol .... *20 mg*
Vitamine C.................................... *50 mg*
Pidolate de zinc .... *10 mg*
Sélénium sur levure .... *15 mg*
Extrait sec de ginkgo biloba............ *50 mg*
Extrait sec de petite pervenche .... *50 mg*
Flavonoïdes................................... *50 mg*
Taurine .... *50 mg*
N-acétylcystéine .... *50 mg*
N-actétylcarnosine .... *50 mg*
Bêta-carotène................................ *15 mg*
Pour une gélule
Prendre 3 gélules par jour.

Pourquoi ces principes actifs ?

- L'alpha-tocophérol (vitamine E) s'oppose à l'oxydation des acides gras présents en très grande quantité dans la rétine.

- La vitamine C est un excellent antioxydant, contre les radicaux libres dus aux rayons du soleil. Elle participe également à la fabrication du collagène.

- Le zinc est très présent dans le pigment rétinien. Il joue un rôle fondamental pour la rétine et le nerf optique.

- Le sélénium est un antioxydant représenté en larges quantités dans les humeurs aqueuses (larmes).

- Le ginkgo biloba améliore la circulation microcapillaire, et donc le passage des nutriments dans les tout petits vaisseaux de l'œil.

- La petite pervenche contient de la vinpocétine, qui stimule le flux sanguin, particulièrement aux abords de la rétine et de la macula.

- Les flavonoïdes « attrapent » le fer (oxydant), et luttent contre le vieillissement cellulaire.

- La taurine régénère le nerf optique. C'est un acide aminé présent à haute concentration dans l'œil.

- La N-acétylcystéine est un précurseur du glutathion, dont le taux chute avec l'âge. Dommage, car il est particulièrement antioxydant.

- La N-actétylcarnosine évite la glycation (processus de dégénérescence) des protéines dans l'œil. C'est un antioxydant majeur du système oculaire. Enfin, elle protège contre les dommages induits par la lumière.

- Le bêta-carotène participe à la synthèse du pigment rétinien. C'est aussi un bon cicatrisant de la cornée. Il s'oppose enfin à l'oxydation des lipides rétiniens dus aux radiations solaires.

Le conseil en plus

- Pour augmenter ses chances de garder de bons yeux, éviter les expositions solaires sans protection (lunettes de soleil de qualité + casquette ou chapeau, pour protéger des rayons qui arrivent par le dessus).

- Consommer chaque jour des fruits et légumes, riches en antioxydants.

- Éviter l'excès de produits laitiers.

- Contrôler les apports en sucres rapides (bonbons, pâtisseries, confitures, chocolat, etc.).

Dents (douleurs aux)

Qu'est-ce que c'est ?

Les dents et la mâchoire peuvent faire souffrir pour différentes raisons. Dans la plupart des cas, il s'agit d'une carie et de ses conséquences : le nerf est le siège d'une inflammation, ce qui provoque un afflux de sang à l'intérieur de la dent, mais comme cette dernière n'est pas « extensible », la pression s'effectue directement sur les filets nerveux.

Les gencives peuvent également faire mal, souvent en raison d'un abcès, par exemple lorsque des débris alimentaires se sont coincés quelque part et qu'une infection microbienne s'est développée. Les douleurs dues à un brossage trop vigoureux ne cesseront que lorsque l'utilisateur athlétique de brosses à dents à poils extra-durs aura compris qu'un brossage doux, avec poils souples, est tout aussi efficace et moins traumatisant.

La formule

Huile essentielle de clou de girofle . . . . 8 ml
Huile essentielle de clou de genévrier . . . . 2 ml
1 goutte sur la dent.

Pourquoi ces principes actifs ?

- L'huile essentielle de clou de girofle anesthésie la douleur.

- Celle de genévrier est anti-inflammatoire.

Le conseil en plus

- En cas de douleurs très vives, il faut consulter son dentiste. Surtout en cas de fièvre et de fatigue générale.

- Des visites de prévention sont utiles, notamment pour éviter qu'une carie ne se développe à votre insu. La fréquence est à estimer au cas par cas : si vous n'avez jamais de problèmes et que vous vous brossez correctement les dents, une visite par an peut être considérée comme superflue.

- Il faut toujours choisir un dentifrice au fluor. En revanche, la supplémentation en fluor (comprimés) est déconseillée.

- Le fil dentaire peut être utile pour évacuer des déchets coincés entre les dents. Tout dépend de l'implantation des vôtres.

- Un bain de bouche antiseptique peut faire des miracles, bien que son utilisation doive rester ponctuelle (une semaine maximum). Si vous n'avez pas de produit adapté, un simple bain de bouche à l'eau tiède salée peut soulager une inflammation.

- Pour les problèmes de gencives, se reporter à « gingivite ».

Dépression légère à modérée

Qu'est-ce que c'est ?

On parle souvent en termes abusifs de dépression, que l'on applique à toute forme de passage à vide, de la déprime à la grosse fatigue. La dépression est un trouble spécifique caractérisé par une humeur triste et douloureuse, associée à l'incapacité de « remonter la pente ». Les signes de la dépression sont à la fois physiques et psychiques. Le corps est « déréglé », et l'insomnie, les troubles digestifs, les baisses de libido, la fatigue et toute autre manifestation psychosomatique s'installent. Quant à la souffrance morale, elle est surtout marquée par l'impossibilité de faire le moindre projet quel que soit le domaine, mais on retrouve aussi l'anxiété, la dévalorisation de soi, la peur de l'avenir, la fatigue intellectuelle et, parfois, une envie de suicide parce qu'on ne voit pas de solution pour s'en sortir.

Les formules

- **L'incontournable (1)**

Extrait sec de millepertuis . . . . *150 mg*
Gluconate de magnésium. . . . . *100 mg*
Vitamine B1 . . . . *30 mg*
Vitamine B6 . . . . *30 mg*
1 gélule 3 fois par jour (+ du magnésium entre les repas).

et

- **L'incontournable (2)**

L-méthionine. . . . . *100 mg*
Taurine . . . . *100 mg*
L-tyrosine . . . . *100 mg*

2 gélules trois fois par jour sur estomac vide (donc loin des repas).

On sépare les formules 1 et 2 car on ne peut pas mettre tous les ingrédients en une seule, sinon les gélules seraient énormes. De plus, la formule 2 s'avale sur estomac vide, afin d'éviter une concurrence alimentaire lors des repas.

Pourquoi ces principes actifs ?

- Le millepertuis est un antidépresseur de type sérotoninergique, comme nos fameux antidépresseurs chimiques. Mais il est plus « soft » car plus physiologique.

- Le magnésium est le minéral de l'équilibre nerveux.

- La vitamine B1 est la vitamine du tonus et de l'équilibre nerveux. On la surnomme « la vitamine du moral » car elle rend optimiste.

- La vitamine B6 aide à l'assimilation du magnésium, ainsi qu'à la synthèse de la dopamine et de la noradrénaline, deux substances essentielles au bien-être.

- La méthionine est un acide aminé soufré dont l'action est principalement détoxifiante. Elle lutte également contre la dépression et les troubles du comportement.

- La tyrosine est un précurseur de la dopamine, de la noradrénaline, et de la tyroxine (hormone thyroïdienne). Elle « motive », aide à retrouver une attitude positive.

- La taurine améliore l'utilisation du magnésium par la cellule.

Le conseil en plus

- Attention aux antidépresseurs classiques, beaucoup trop fréquemment prescrits hors du cadre de la dépression et de plus au petit bonheur la chance. Les effets secondaires peuvent être graves.

- Préférez la formule ci-dessus, parfaitement efficace et plus « douce ». Prudence toutefois, le millepertuis est une plante particulièrement puissante et non dénuée d'effets secondaires.

- La dépression saisonnière (SAD), qui fond toujours sur certaines personnes à l'approche de l'hiver, est remarquablement traitée par la photothérapie. La cure de lumière s'effectue en milieu hospitalier ou à la maison, à condition de se procurer un appareil adéquat.

- Le traitement de la dépression ne se limite en aucun cas à la prise de médicaments. Ce ne sont pas des gélules ni des cachets qui aideront à accepter une situation difficile (deuil, licenciement, déménagement)... Il faut faire un travail sur soi, personnel, et ne pas hésiter à recourir aux psychologues (psychothérapeute, psychanalyste... selon ses préférences) si l'on a besoin d'aide extérieure.

- Il est difficile de raisonner une personne dépressive, qui n'est pas sensible aux arguments « rationnels ». Inutile de lui rabâcher toute la journée qu'il faut faire des efforts, que tout ça n'est pas si grave, que les oiseaux chantent et que la vie est belle. Le dépressif SAIT tout cela et ne PEUT cependant pas sortir de sa spirale. L'agresser ne sert qu'à le culpabiliser encore plus. Mais il ne s'agit pas d'être trop complaisant non plus. Il faut rester à l'écoute, sans en faire trop.

- Attention aux dépressions chez l'adolescent et la personne âgée, qui peuvent aboutir au suicide. Ce n'est heureusement pas le cas de la majorité, mais mieux vaut être vigilant.

Détoxication – Insuffisance hépatique

Qu'est-ce que c'est ?

Certains prétendent que la crise de foie n'existe pas, ou encore qu'on n'en souffrirait qu'en France. Ailleurs, on ne sait pas, mais dans l'Hexagone, il faut dire que c'est franchement désagréable. Le foie est un organe digestif chargé d'éliminer les déchets et les poisons en tous genres (y compris les résidus de médicament, le tabac, l'alcool, les toxines alimentaires, etc.). Il capte tous ces « indésirables » pour les expulser dans les urines et les matières fécales.

Mais comme le foie participe à d'innombrables autres tâches (en tout plus de 500 fonctions !), il peut se trouver débordé, et les « poubelles » ne se vident plus. Apparaissent alors des lourdeurs, des nausées, voire des vomissements, des maux de tête… on est « barbouillé ». Les éboueurs du foie se mettent en général en grève à la suite d'excès répétés de repas gras et/ou d'abus d'alcool. Il faut alors mettre le foie au vert. On conseille souvent aux personnes sensibles de faire une cure au printemps et à l'automne pour stimuler un foie parfois paresseux lors des changements de saison.

Les formules

• **La classique, pour « laver »**

Extrait sec de boldo .... *60 mg*
Extrait sec d'artichaut...................... *60 mg*
Extrait sec de fumeterre.................... *60 mg*
Extrait sec de radis noir .... *60 mg*
Extrait sec de pissenlit..................... *60 mg*
2 gélules matin et soir pendant 10 jours.

• **La classique à boire**

Extrait hydroglycériné d'artichaut	*aa qsp 125 ml*
Extrait hydroglycériné de boldo	
Extrait hydroglycériné de pissenlit	
Extrait hydroglycériné de romarin	

50 gouttes dans de l'eau, 3 fois par jour.

• **Formule 1 - Si vous avez tendance aux calculs biliaires**

Extrait sec de chardon-Marie (semence)	*50 mg*
Extrait sec de desmodium	*50 mg*
Extrait sec d'aubier de tilleul	*50 mg*
Extrait sec de romarin (feuilles)	*50 mg*
L-méthionine	*100 mg*

3 à 6 gélules par jour, aux repas.

• **Formule 2**

Extrait sec de chardon-Marie	*100 mg*
Extrait sec de desmodium	*100 mg*
Extrait sec de chrysanthellum americanum	*100 mg*

4 gélules par jour en cure de 20 jours. En cas de foie malmené de façon chronique (par l'alcoolisme par exemple).

• **Formule 2 bis**

Extrait hydroglycériné de desmodium	*aa qsp 125 ml*
Extrait hydroglycériné de chrysanthellum	
Extrait hydroglycériné de chardon-Marie	
Extrait hydroglycériné de radis noir	

50 gouttes dans de l'eau, 3 fois par jour.

• **Formule 3**

Extrait sec de radis noir	*100 mg*
Extrait sec d'aubier de tilleul	*200 mg*

6 gélules par jour avec beaucoup d'eau, pendant 10 jours. En cas de calculs biliaires ou de boue dans le canal cholédoque.

• Formule 4

Choline . . . . *100 mg*
Inositol . . . . *100 mg*
Méthionine . . . . *50 mg*
Acide hydroxycitrique . . . . *20 mg*
Sorbitol . . . . *30 mg*

4 à 6 gélules par jour. Cette formule a son intérêt si on a trop de graisses et/ou de triglycérides dans le sang, ou si l'on mange trop d'aliments gras (viandes, fromages, sauces...).

• Formule 5

Extrait sec de fenouil . . . . *100 mg*
Extrait sec de menthe poivrée . . . . *50 mg*
Extrait sec de mélisse . . . . *50 mg*
Bromélaïne . . . . *100 mg*

1 gélule à la fin de chaque repas. Cette formule est à choisir en cas de digestion lente et de lourdeurs après le repas.

Pourquoi ces principes actifs ?

- L'artichaut est une plante protectrice du foie. Elle est couramment utilisée en cas de jaunisse ou de cirrhose, afin de stimuler le renouvellement de l'organe.

- Le radis noir procède à un drainage en profondeur. Vous pouvez aussi consommer ce légume médicinal en croquant à belles dents dans sa chair !

- Le pissenlit est l'ami des foies capricieux. Son absorption double, triple voire quadruple la quantité de bile sécrétée en une demi-heure. Vous pouvez aussi le déguster en salade.

- Le chardon-Marie est une plante hépatique fondamentale qui contient de la silymarine, une substance protectrice et réparatrice du foie. Il facilite aussi l'évacuation de la sécrétion biliaire.

- La fumeterre assure un fonctionnement harmonieux de la vésicule en agissant autant sur la formation de la bile que sur sa bonne évacuation. Elle permet au passage d'éviter la formation de calculs biliaires. Intéressante en cas de migraines hépatiques ou de nausées pendant la grossesse.

- Le boldo entre dans la composition de nombreux médicaments pour soigner le foie. On l'utilise surtout pour stimuler la digestion après un repas trop copieux.

- L'aubier de tilleul est dépuratif, antispasmodique, et il stimule la vésicule biliaire.

- Le romarin stimule lui aussi la vésicule biliaire. Il est intéressant en cas d'inflammation chronique de la vésicule.

- Le desmodium est sans doute le végétal le plus détoxifiant du foie vis-à-vis des dégâts causés par l'alcool. C'est aussi un bon stimulant de la vésicule biliaire.

- La L-méthionine est un acide aminé détoxifiant.

- La bromélaïne est une enzyme extraite de l'ananas qui aide à digérer les protéines.

- Le fenouil, la menthe et la mélisse lèvent les spasmes digestifs et adsorbent les gaz intestinaux.

Le conseil en plus

- Aider le foie, cela signifie aussi lui fournir une nourriture équilibrée et saine, surtout pendant votre traitement. Il adore les fruits et légumes frais… Une cuillère à soupe d'huile d'olive chaque matin est protectrice.

- Pensez à boire beaucoup (de l'eau!) pour accélérer l'évacuation des déchets.

- Si l'état nauséeux ne cède pas rapidement, mieux vaut

consulter. Peut-être souffrez-vous d'empoisonnement dû à une bactérie présente dans un aliment? Ou encore, peut-être souffrez-vous d'une hépatite?

- Les trois ennemis jurés du foie (en cas de crise): le sucre, le gras et l'alcool.

Diabète

Qu'est-ce que c'est ?

Le diabète est une anomalie de la régulation du sucre. L'insuline, une hormone fabriquée par le pancréas, fait entrer le glucose dans les cellules. Lorsqu'elle fonctionne mal ou pas, le sucre s'accumule dans le sang. On est diabétique lorsqu'on a au-delà de 1,26 g/l de sucre dans le sang (hyperglycémie). La maladie touche 5 % de la population adulte et est en nette progression chaque année. Il y a en France 500 000 diabétiques qui s'ignorent ! Cette maladie chronique comporte une composante génétique et une autre environnementale.

Toute la difficulté est de maintenir un taux sanguin de sucre correct. L'hyperglycémie (trop de sucre dans le sang) accélère le vieillissement de l'organisme (artères, œil, cœur, cerveau, organes...). L'inverse (hypoglycémie) peut entraîner des malaises allant jusqu'au coma. Il existe 2 types de diabète. Le DID, de type 1 (diabète insulino-dépendant) pour lequel les patients doivent s'injecter régulièrement de l'insuline, et le DNID, de type 2 (non insulino-dépendant). Le DNID apparaît en général autour de la cinquantaine, et signe un « épuisement » du pancréas. Dans les deux cas, l'hygiène de vie, et particulièrement l'alimentation, est à la base du traitement.

Les scientifiques se désolent que 80 % des diabétiques de type 2 (non insulino-dépendants) n'atteignent pas les objectifs fixés dans les recommandations, entre autre que 50 % d'entre eux soient hypertendus et 25 % continuent de fumer. Bon nombre d'entre eux ne réalisent pas qu'il s'agit d'une maladie qui, non traitée, évolue toujours très négativement, avec de gros risques d'accidents cardio-vasculaires. Le danger pour ces personnes est d'évoluer vers la maladie de type 1, et donc de devenir dépendantes de l'insuline.

Les formules

• **Pour réguler le taux de sucre dans le sang**

Pidolate de chrome . . . . *20 µg*
Pidolate de zinc . . . . *10 mg*
Sélénium sur levure . . . . *50 µg*
Vitamine B3 . . . . *20 mg*
Vitamine B1 . . . . *20 mg*
Extrait sec de fenugrec . . . . *80 mg*
Extrait sec de gymnema sylvestris . . . . *80 mg*
Extrait sec d'oignon . . . . *80 mg*

1 gélule matin, midi et soir au moment des repas.

• **Pour éviter les dégâts causés par le diabète**

Glycérophosphate de magnésium . . . . *50 mg*
Vitamine C . . . . *50 mg*
Vitamine B6 . . . . *20 mg*
Lécithine de soja . . . . *30 mg*
Extrait sec de myrtille . . . . *50 mg*
Extrait sec d'oignon . . . . *50 mg*
Extrait sec d'ail . . . . *50 mg*

3 à 6 gélules par jour.

Pourquoi ces principes actifs ?

- Le chrome régule le taux de sucre dans le sang au cours des 24 heures. Il augmente la tolérance au glucose et épargne le pancréas.

- Le sélénium et le zinc luttent contre la rétinopathie diabétique. Ils jouent un rôle préventif vis-à-vis des maladies cardio-vasculaires. Enfin, ils améliorent la réponse du système immunitaire.

- La vitamine B3 augmente l'efficacité du chrome.

- La vitamine B1 joue un rôle important dans le métabolisme du glucose.

- La lécithine de soja s'oppose aux lésions nerveuses causées par l'hyperglycémie.

- Le fenugrec et l'oignon contiennent des fibres et gommes particulières qui luttent contre l'hyperglycémie d'après les repas.

- Le gymnema sylvestris est une plante qui régule le taux de sucre sanguin.

- La myrtille améliore la circulation rétinienne et protège des lésions oculaires, fréquentes chez les diabétiques.

- L'ail s'oppose aux mycoses, fréquentes chez les diabétiques.

- La vitamine C joue ici un rôle antioxydant essentiel.

- La vitamine B6 aide à l'assimilation du magnésium.

Le conseil en plus

- Avant tout, il faut manger des sucres lents. Pâtes, pain et riz complets (la version « blanche » arrive plus rapidement dans le sang), légumineuses, ou pommes de terre sont indispensables à chaque repas. Évitez les sucres rapides, comme les bonbons ou les sodas, qui arrivent aussi trop vite dans le sang. Bonne nouvelle : le chocolat noir est un sucre lent, mais il reste très calorique… Mangez des légumes verts et des fruits : les fibres des végétaux ralentissent le passage du sucre dans le sang. De plus, ils sont riches en vitamines et minéraux, particulièrement importants pour les diabétiques, et le tout pour un faible apport calorique.

- L'exercice physique devrait être obligatoire chez tous les diabétiques : c'est une composante importante du traitement. Elle améliore l'équilibre glycémique et l'action de l'insuline, lutte contre le surpoids, etc. Une étude portant sur 650 diabétiques de type 2 a montré qu'avec la seule pratique de sport (en plus d'un régime adapté), 70 % d'entre eux ont pu suspendre leur traitement ! Cependant il faut planifier les phases de sport et adapter l'insuline (ou les comprimés le cas échéant). L'action bénéfique est propre à chaque séance, d'où la nécessité de pratiquer au moins 3 fois par semaine. Les sports les plus utiles pour gérer la maladie sont la natation, le water-polo, l'aviron, le cyclisme, le ski de fond, ou encore le golf, la marche sportive ou la randonnée pédestre.

- Vous partez en voyage en avion ? Pensez à apporter tout votre matériel (insuline en poche réfrigérante si nécessaire, appareil de surveillance, bandelettes…). Attention : en altitude, les chiffres de glycémie sont minimisés d'environ 0,2 g/l, pensez à les rectifier. Pour vos soins, l'idéal est de les pratiquer avec régularité, comme si vous étiez resté chez vous.

- Vous avez un repas de fête ? Si vous êtes diabétique de type 2, vous pouvez en profiter sans trop de restrictions. Cependant il faudra équilibrer votre alimentation sur le reste de la semaine : 2 jours avant et après, ceinture ! Diabétiques de type 1, ce type de repas vous est formellement déconseillé.

- Vous avez une carie ? C'est souvent le cas si votre diabète est mal équilibré. Elle peut être le siège d'infections parfois sévères, qui elles-mêmes peuvent déséquilibrer le diabète. Astreignez-vous à des soins quotidiens, ainsi qu'à un examen dentaire au moins une fois par an. Par ailleurs, le tabac fragilise les dents, tout comme les brosses trop agressives.

- De toute façon, ne fumez pas ! Le tabac altère le cœur, les vaisseaux et tous les organes, déjà très fragilisés par le diabète. Les diabétiques y sont deux fois plus sensibles que le reste de la population. Tabac + diabète = altération des vaisseaux multipliée par dix.

- Si vous prenez des comprimés antidiabétiques, respectez votre ordonnance aussi scrupuleusement que si vous vous traitiez avec des piqûres d'insuline.

- Pensez à surveiller quotidiennement vos pieds : l'insensibilité peut vous faire négliger des plaies qui sont susceptibles de dégénérer de façon grave. Il est indispensable de les regarder ET de les toucher.

Diarrhée

Qu'est-ce que c'est?

L'émission de selles trop fréquentes, temporaire ou chronique, est appelée diarrhée. Mais dans le langage courant, « diarrhée » évoque aussi l'apparition de selles liquides (pas forcément trop rapprochées), alors que dans le langage médical, la diarrhée est définie par un poids quotidien de selles supérieur à 300 grammes. En deçà, on parle de fausse diarrhée… Mais comme il est rare de penser à emporter sa balance lorsqu'on se rend aux toilettes, et que tout le monde reconnaît une diarrhée lorsqu'elle arrive, l'important est de retenir qu'elle doit céder rapidement, sinon il peut s'agir d'une infection ou encore d'une maladie intestinale.

La formule

Poudre d'argile blanche. . . . . *150 mg*
Extrait sec de myrtille (baies). . . . . *150 mg*
3 à 6 gélules par jour.

Pourquoi ces principes actifs?

- L'argile est une roche tendre qui absorbe les toxines.

- La myrtille contient des tanins à la fois astringents (qui diminuent les sécrétions) et antibactériens.

Le conseil en plus

- Le plus grand danger de la diarrhée est le risque de déshydratation, surtout chez les bébés et les personnes âgées.

- Il faut boire le plus possible, et si possible une eau minérale pour remplacer les minéraux perdus.

- Le stress est un grand déclencheur de diarrhée. Traitez votre stress.

- Attention à la turista : lors de vos voyages en pays chauds, ne buvez que des liquides encapsulés (jamais d'eau du robinet), évitez les crudités, pelez les fruits, évitez les boissons et aliments glacés, évitez les plats mal cuits et/ou réchauffés plusieurs fois.

- Lavez-vous les mains avant chaque repas afin d'éviter la recontamination.

- En cas de diarrhée aiguë, ne la stoppez pas trop rapidement : elle peut être utile pour évacuer les germes en cause.

Digestion lente

Qu'est-ce que c'est ?

La digestion lente, c'est lorsque plusieurs heures après un repas, on a l'impression de tout juste sortir de table. L'appareil digestif travaille « au ralenti » pour diverses raisons, presque toujours d'origine alimentaire, et c'est pourquoi on l'appelle aussi indigestion. Soit le foie ne parvient pas à évacuer un excès de déchets, soit la bile n'est pas sécrétée en quantité suffisante, soit certaines protéines sont difficiles à digérer, ou encore le repas a été trop riche, trop gras ou avalé trop rapidement.

Les formules

• **En gélules**
Extrait sec de boldo (feuille) .... 80 mg
Extrait sec de papaye (fruit) .... 80 mg
Extrait sec de radis noir (racine) .... 80 mg
Poudre de fenouil (fruit) .... 60 mg
3 gélules par jour, 1 avant chaque repas, durant 2 à 3 jours.

Ou

• **En extrait fluide**
(contre les lourdeurs après le repas)
Extrait hydroglycériné de boldo .... 30 ml
Extrait hydroglycériné de radis noir .... 30 ml
Extrait hydroglycériné de fenouil .... 30 ml
40 gouttes dans de l'eau après le repas (ponctuellement).

Pourquoi ces principes actifs ?

- Le boldo contient de la boldine, une substance qui épargne le foie et facilite l'évacuation de la bile.

- Le fenouil contient une huile essentielle riche en anéthol, substance qui stimule la digestion.

- La papaye contient de la papaïne, une enzyme digestive qui active la digestion des protéines.

- Le radis noir contient des composés soufrés qui éliminent les toxines, assurent le drainage du foie et de la vésicule biliaire.

Le conseil en plus

- La charcuterie contient souvent des substances indigestes, dues à la viande elle-même et aux additifs. Les pâtisseries industrielles, ou préparées avec des ingrédients de mauvaise qualité (graisses hydrogénées, additifs…) sont aussi à éviter. Les mélanges à base d'œuf sont souvent lourds (mayonnaise, glace). Pire, pour les desserts gelés, sachez que le froid bloque la digestion.

- Peut-être qu'une cure de ferments lactiques, type Lactibiane, vous ferait le plus grand bien ?

- Peut-être avez-vous remarqué une « indigestion » après chaque ingestion d'un même aliment, ce qui laisserait supposer que vous y êtes intolérant ?

- La sédentarité ralentit tout, y compris la digestion. Ayez une activité physique suffisante dans la journée. En revanche, évitez le sport juste après un repas. Le sang utilisé par les muscles ne parvient plus au système digestif, qui digère alors très mal les aliments les plus simples.

- Le froid est votre pire ennemi si vous avez du mal à digérer. Outre les aliments froids, évitez de manger dans une atmosphère refroidie.

Douleurs des muscles/des tendons

Qu'est-ce que c'est ?

La contraction des muscles se déroule grâce à tout un système de mise à disposition de substances pour la contraction des fibres musculaires. Mais il y a des limites à l'élasticité, et des mouvements trop brusques, ou trop rapidement intensifs, peuvent les froisser ou même les rompre, en tout cas les distendre exagérément. Par ailleurs, un apport insuffisant de « nourritures » du muscle laisse cet organe goulu sur sa faim, et sa souffrance se traduit par une douleur ; de même, un apport insuffisant en eau empêche l'évacuation des déchets, et donc provoque l'accumulation de déchets, qui elle aussi devient douloureuse.

Les formules

• **Douleurs musculaires**
Extrait sec d'harpagophytum . . . . 100 mg
Extrait sec de cassis . . . . 100 mg
Extrait sec de saule blanc. . . . . 100 mg
3 à 6 gélules par jour, jusqu'à amélioration.

• **Douleurs tendineuses (tendinite)**
Extrait sec de reine-des-prés . . . . 100 mg
Extrait sec d'harpagophytum . . . . 100 mg
Poudre de lithothame . . . . 100 mg
4 à 6 gélules par jour, jusqu'à amélioration.

• **Huile de massage pour muscles fatigués**
Huile essentielle de basilic . . . . 5 ml
Huile essentielle de lavandin . . . . 5 ml
Huile essentielle de genévrier . . . . 5 ml
Huile d'arnica . . . . qsp 125 ml
Appliquer en massages légers et prolongés 2 à 3 fois par jour sur les membres douloureux.

Pourquoi ces principes actifs ?

- L'harpagophytum est anti-inflammatoire et analgésique.

- Les feuilles de cassis sont anti-inflammatoires.

- Le saule blanc et la reine-des-prés contiennent de l'aspirine végétale ; ces deux plantes ont donc des propriétés anti-inflammatoires et anti-douleurs.

- Le lithothame alcalinise le milieu trop acide responsable de l'inflammation.

- Les huiles essentielles de basilic, de lavandin, de genévrier décontracturent les muscles.

- L'huile d'arnica est l'excipient idéal dans ce cas.

Le conseil en plus

- Les réserves en glycogène (sucre utilisable par le muscle) doivent être suffisantes avant une séance de sport, surtout prolongée. Cela signifie qu'il faut adopter une alimentation riche en glucides complexes (légumineuses, céréales complètes, etc.) les jours précédents.

- Il faut boire, boire et boire encore pendant le sport. Normalement une bonne gorgée tous les quarts d'heure. L'eau suffit si la séance est courte et de faible intensité. De l'eau additionnée de « boisson pour sportifs » dans le cas contraire.

- Après le sport, il ne faut pas s'arrêter tout de suite, sinon on emprisonne l'acide lactique dans les fibres musculaires. L'idéal est de se rendre au sauna, car la chaleur accélérera l'évacuation de ces déchets. Sinon, au moins une douche chaude et un minimum d'activité physique sont indispensables. Si vous faites l'impasse, bonjour les courbatures…

- La magnétothérapie (aimants) soulage de façon parfois extraordinaire des douleurs musculaires intenses, des tendinites et tout autre « souvenir » laissé par une séance sportive trop « violente ».

Eczéma

Qu'est-ce que c'est?

L'eczéma est une maladie de peau allergique, aiguë ou chronique. Il est facile à reconnaître car ses plaques ou zones rouges surmontées de petites poches remplies de liquide sont caractéristiques. Les démangeaisons sont intenses. On peut « attraper » un eczéma de différentes manières: soit au contact de substances allergisantes, soit par le biais d'une sensibilisation interne (qui déclenche une sorte d'allergie cutanée), soit enfin parce que le trouble est inscrit dans les gènes. On parle alors de dermatite atopique, ou d'eczéma constitutionnel.

La formule

Extrait sec de bardane. . . . . 150 mg
Extrait sec de pensée sauvage . . . . 150 mg
Gluconate de zinc. . . . . 15 mg
3 gélules par jour.

Pourquoi ces principes actifs?

- La bardane contient une inuline (sucre) dont l'action est proche de celle de la pénicilline: elle est extrêmement antibactérienne. Elle est également très dépurative grâce à des acides alcools.

- La pensée sauvage contient des flavonoïdes, des tanins et de la vitamine E, ce qui lui confère la même activité détoxinante que la bardane, mais avec l'aspect antioxydant en plus.

- Le zinc est le minéral de la peau et des phanères.

Le conseil en plus

- Les dermatologues voient de plus en plus d'eczémas et mettent en garde les patients : les dermites de contact font le lit de l'urticaire et de l'eczéma. Autrement dit, plus on utilise de cosmétiques, et plus ils sont complexes, plus on a de risques de développer une allergie à un parfum, un conservateur, un antioxydant, etc. TOUS les ingrédients sont à risque.

- L'eau trop chaude (douche) est très à la mode et à proscrire : la chaleur aggrave les effets allergisants des produits et altère la barrière cutanée.

- Seule la suppression de l'allergène soigne l'eczéma de contact. Recherchez parmi les nouveaux détergents, lessives, caoutchouc, cosmétiques… que vous utilisez, et éliminez le coupable.

- Plusieurs brumisations d'eau d'Avène dans la journée apportent un soulagement immédiat. Vous pouvez ensuite couvrir de masque apaisant Avène. Le soir, l'application de compresses imbibées, toujours de cette eau thermale, est un élément majeur du traitement.

- Les eczémas provoqués par le froid diminuent ou disparaissent si vous tartinez les zones sensibles de Cold Cream avant de vous exposer au froid. Nous vous conseillons le Cold Cream d'Avène, qui contient de l'eau d'Avène.

- Les eczémas constitutionnels obéissent aux grandes lois de l'allergie. Il importe d'éviter tous les allergènes possibles (des acariens aux aliments susceptibles de déclencher une réaction). Reportez-vous au mot « allergie ».

- Chez les enfants, le facteur psychologique peut être particulièrement important.

Émotions

Qu'est-ce que c'est ?

Quand les émotions s'emparent de nous au point de perturber notre vie quotidienne, on peut dire qu'elles sont « malades ». La médecine des émotions, ce sont les fleurs de Bach.

Normalement, il faut choisir « sa » fleur en fonction de « son » trouble émotif du moment. Mais ce n'est pas toujours facile, et l'on peut se reconnaître dans plusieurs fleurs, au point de ne savoir laquelle prendre.

Comme il ne faut pas mélanger trop de fleurs différentes, sous peine de « brouiller » le message, nous vous proposons quelques associations « standard » qui couvrent bien chaque état émotif.

Les mélanges

- **Manque de confiance en soi**
Aspen + Cerato + Elm.

- **Peur, crainte de tout – timidité, voire terreur**
Aspen + Mimulus + Rock Rose.

- **Accablement, pessimisme, sensation d'être dépassé**
Elm + Gorse + Larch + Olive.

- **Préparation aux examens**
Aspen + Clematis + Elm.

- **Nervosité, impulsivité, comportement désordonné**
Cherry Plum + White Chestnut + Impatiens + Vervain.

Quel que soit le mélange choisi, prendre 5 gouttes 2 à 3 fois par jour, pures sous la langue, ou diluées dans un peu d'eau.

Pourquoi ces principes actifs ?

- Aspen (tremble) : en cas de peur vague, d'appréhension mal ou non définie.

- Cerato (plumbago) : en cas de besoin impérieux de l'avis d'autrui.

- Elm (orme) : si l'on manque de force pour « attaquer » quelque chose.

- Gentiane : si l'on se décourage au moindre obstacle.

- Mimulus (muscade) : contre la peur au quotidien.

- Rock Rose (hélianthème) : contre la peur panique et le manque de volonté.

- Gorse (ajonc) : contre l'impression que c'est « sans espoir ».

- Larch (mélèze) : lorsque l'on est persuadé de l'échec.

- Olive (olivier) : quand on se sent « au bout du rouleau ».

- Clematis (clématite) : pour retrouver l'attention, la concentration.

- Cherry Plum (prunus) : lorsque l'on perd le contrôle de soi.

- White Chestnut (marronnier blanc) : pour orienter ses pensées de façon constructive.

- Impatiens (impatiente) : pour se détendre et être plus tolérant.

- Vervain (verveine) : pour apprendre la modération.

Le conseil en plus

- La fatigue, physique ou nerveuse, exacerbe toujours les émotions. Essayez de vous reposer et d'adopter une hygiène de vie équilibrée.

- Les émotions sont fabriquées par notre cerveau et, en dehors des facteurs psychologiques évidemment importants, elles sont également influencées par des facteurs biologiques. Ainsi, une alimentation carencée en certains micronutriments peut aggraver votre cas.

- Rescue : l'élixir pare-chocs. Il contient 5 fleurs : *Helianthemum, Clematis, Impatiens, Prunus, Ornithogalum*.

Entorse – Luxation – Foulure – Fracture

Qu'est-ce que c'est ?

Les entorses correspondent à une distension violente des ligaments, mais sans rupture ni arrachement pour la plupart. On parle alors d'entorse bénigne, ou encore de foulure. Les entorses graves (avec déchirure) relèvent souvent de la chirurgie. La luxation, c'est le déplacement de deux extrémités osseuses. Enfin, la fracture est la rupture d'un os ou d'un cartilage dur.

Les formules

• **Entorse/luxation/foulure**

Harpagophytum . . . . *150 mg*
Ananas . . . . *150 mg*
6 gélules par jour jusqu'à amélioration.

• **Fracture**

Harpagophytum . . . . *50 mg*
Ananas . . . . *50 mg*
Prêle . . . . *100 mg*
Calcium (gluconate) . . . . *100 mg*
3 gélules par jour pendant 1 à 2 mois.

Pourquoi ces principes actifs ?

- L'harpagophytum est anti-inflammatoire.

- L'ananas résorbe l'œdème.

- La prêle, riche en silice, participe à la réparation de la trame osseuse.

- Le calcium se fixe sur l'os.

Le conseil en plus

- La pratique de certains sports ainsi que la fatigue et le surentraînement prédisposent aux accidents. C'est le cas du basket, du ski, du football et du tennis, ou encore de la randonnée en haute montagne sans chaussures adaptées. La prévention passe toujours par l'échauffement, et éventuellement le port de bandages souples sur les articulations à risque (chevilles, genoux).

- Il faut éviter de solliciter l'articulation blessée, et c'est pourquoi les médecins posent souvent un strapping (bandage de contention) ou même un plâtre, qu'il faut garder 2 à 3 semaines.

Épistaxis (saignement de nez)

Qu'est-ce que c'est?

L'épistaxis (saignement de nez) est un trouble courant, sans danger dans la plupart des cas. Il affecte souvent les enfants et les adolescents, qui ont tendance à procéder à des grattages intempestifs et prolongés des narines. Chez les adultes, ce trouble peut signer plutôt une hypertension – à vérifier chez votre médecin. La muqueuse nasale est très vascularisée, ce qui explique qu'elle puisse parfois saigner spontanément, sans que l'on retrouve aucune cause.

La formule

Extrait sec de cyprès . . . . *60 mg*
Extrait sec de petite pervenche . . . . *60 mg*
Vitamine C (acérola) . . . . *100 mg*
Bioflavonoïdes . . . . *20 mg*
3 gélules par jour, en cures de 10 jours de temps en temps. Cette formule est efficace si l'on a une faiblesse avérée des petits vaisseaux. En cas de saignements accidentels, monter la posologie à 6 gélules par jour pendant 4 jours.

Pourquoi ces principes actifs?

- Le cyprès est antihémorragique.

- La petite pervenche est astringente (elle resserre la peau) et hémostatique: on s'en sert pour stopper les règles trop importantes ou, justement, dans le cas de saignement de nez.

- La vitamine C naturelle et les bioflavonoïdes renforcent la qualité des parois des vaisseaux.

Le conseil en plus

- Le saignement cesse seul dans la majorité des cas. Si vous en souffrez fréquemment, la formule ci-dessus vous sera très utile.

- Pendant que le nez saigne, limitez les « dégâts » : asseyez-vous, ne vous agitez pas, penchez la tête en avant (évitez que le sang ne coule dans la gorge). Ne mettez pas de coton dans le nez : lorsqu'il sera sec, vous risquez d'« arracher » les petites croûtes protectrices et recommencerez à saigner.

- Consommez-vous suffisamment de fruits et légumes riches en vitamine C ? Si non, pensez au moins à prendre un comprimé de vitamine C, protectrice des petits vaisseaux.

- Les atmosphères surchauffées assèchent les muqueuses : laissez un récipient rempli d'eau dans les pièces chauffées en hiver, afin de maintenir un degré d'humidité suffisant.

Épuisement

Qu'est-ce que c'est?

L'épuisement, c'est la grosse fatigue. C'est l'impression d'être au bout du rouleau. L'épuisement peut survenir après une longue période de travail très intense (intellectuel ou physique) ou d'exposition à des stress très forts (très grands froids, chocs importants, etc.), après une maladie très pénible, etc. L'épuisement est à prendre très au sérieux et à traiter en urgence, car c'est souvent le dernier stade avant que le corps ne transforme ce « stress » en véritable maladie.

Les formules

• L'incontournable

Extrait sec de ginseng rouge . . . . *100 mg*
Extrait sec de quinquina rouge. . . . . *100 mg*
Extrait sec de sarriette. . . . . *100 mg*
2 à 3 gélules dans la matinée.

• La même – ou presque – à boire

Extrait fluide de ginseng . . . . }
Extrait fluide de quinquina. . . . . } *aa qsp 200 ml*
Extrait fluide de gingembre . . . . }
2 cuillères à café le matin dans un verre d'eau ou du jus de fruits.

• La spéciale « épuisement et hypertension artérielle »

Extrait sec d'éleuthérocoque . . . . *100 mg*
Extrait sec de gingembre . . . . *100 mg*
Extrait sec de kola . . . . *100 mg*
2 à 3 gélules dans la matinée.

• **La même, à boire**

Extrait fluide d'éleuthérocoque . . . . }
Extrait fluide de kola . . . . } *aa qsp 200 ml*
Extrait fluide de sarriette. . . . . }

2 cuillères à café le matin dans un verre d'eau ou de jus de fruits.

• **Formule pour enfants - exceptionnel**

Extrait hydroglycériné de ginseng . . . . *100 ml*
Sirop de framboise . . . . *200 ml*

2 cuillères à café le matin.

Rappel: il vaut mieux remplacer le ginseng coréen par l'éleuthérocoque ou le ginseng sibérien si l'on souffre d'hypertension artérielle.

Pourquoi ces principes actifs?

- Le kola, le ginseng, la sarriette et le quinquina sont des plantes dynamisantes.

- L'éleuthérocoque et le ginseng sont riches en vitamines et minéraux. Ce sont également des plantes adaptogènes: elles aident l'organisme à lutter contre les situations stressantes, les températures extrêmes, et permettent de mieux appréhender les changements.

Le conseil en plus

- Il est évident qu'on ne traite pas l'épuisement sans s'aménager de longues plages de repos. Le corps a besoin de récupérer, il faut lui en donner les moyens.

- Inutile pour autant de ne rien faire. Un peu d'exercice doux et mesuré ne fera qu'accélérer la remise en forme. Ne jamais forcer.

Estomac (douleurs à l')

Qu'est-ce que c'est ?

Crampes, spasmes, brûlures, dyspepsie, digestions interminables… S'il donne parfois des signes de faiblesse, notre estomac a pourtant droit à toute notre sollicitude. En effet, son travail est aussi contraignant que dangereux. À lui la part la plus pénible de la digestion : il réduit en bouillie tous les aliments que nous avalons, trop souvent sans les mâcher. Et tant que la nourriture n'est pas liquide, il continue de malaxer, parfois pendant plusieurs heures, et à grands renforts d'acide chlorhydrique.

Ce collaborateur redoutable se charge, avec les enzymes sécrétées par les parois de l'estomac, de transformer la nourriture en nutriments. Efficaces mais dangereuses, les substances chimiques attaquent indistinctement aliments, microbes mais aussi estomac lui-même, dont la paroi est faite de la même matière que ce qu'il digère ! D'accord, il se protège grâce à un mucus épais, mais qu'une faille vienne lézarder ce blindage, et c'est la crise…

La formule (à faire)

Argile blanche . . . . *100 mg*
Extrait sec de curcuma . . . . *100 mg*
Poudre de lithotame . . . . *10 mg*
1 gélule au moment des douleurs, et renouveler à la fin de chaque repas durant quelques jours.

Pourquoi ces principes actifs ?

- L'argile est une roche qui tapisse la muqueuse gastro-intestinale, la protège, aide à sa cicatrisation.

- Le curcuma stimule la production et la qualité du mucus

gastrique qui tapisse les parois digestives, et combat les irritations.

- Le lithothame est une petite algue calcaire : le carbonate de calcium qu'elle renferme neutralise l'acidité gastrique.

Le conseil en plus

- Nos grand-mères nous l'ont dit et répété : « Ton estomac n'a pas de dents. » Mastiquez les aliments, sinon la période d'acidité gastrique se prolongera forcément, et avec elle les risques de souffrir.

- Tous les excitants augmentent l'acidité gastrique : café, tabac, alcool... mais aussi les aliments gras. En effet, pour digérer des repas trop copieux ou trop gras, il faut plus d'acide.

- Le stress et le rythme de vie trop « rapide » génèrent la production d'acide.

- Certains médicaments agressifs sont aussi responsables de douleurs.

Fatigue physique et intellectuelle

Qu'est-ce que c'est ?

Tout le monde s'en plaint plus ou moins et beaucoup composent avec elle. Cette « tristesse du corps » est même l'une des premières causes de consultation médicale. Les ados se traînent, les adultes jeunes se plaignent parce qu'ils sont « suractifs » et les seniors ne sont pas épargnés. Il existe différents types de fatigue : celle du soir (normale), celle du matin (plutôt psy), celle de 11 heures (le coup de pompe), celle due à l'hypotension… Même le vieillissement est, en lui-même, fatigant. En effet, on perd 2 % de masse musculaire par an, alors à partir d'un certain âge… Cependant, tous les jeux ne sont pas faits pour autant. Il est possible de prévenir et de traiter la fatigue.

Les formules

• **L'incontournable**

Extrait sec de ginseng . . . . 100 mg
Poudre de spiruline. . . . . 100 mg
Extrait sec de café vert. . . . . 100 mg
2 gélules le matin et 2 gélules le midi pendant 8 jours, puis 1 le matin et 1 le midi, pendant 2 semaines.

• **« Prévention de la fatigue »**

Gelée royale . . . . 150 mg
Pollen . . . . 150 mg
1 gélule le matin et 1 gélule le midi. Suivre deux cures de 3 semaines, l'une au printemps, l'autre à l'automne.

• **« Tonus et vitalité »**

Extrait sec de ginseng . . . . 50 mg
Extrait sec de guarana . . . . 50 mg

Poudre de kola . . . . *50 mg*
Extrait sec de maté . . . . *50 mg*
Extrait sec d'acérola . . . . *50 mg*
Poudre de bioflavonoïdes . . . . *50 mg*
3 gélules par jour pendant 20 jours. Cette formule permet de « faire face » lors d'une période d'activité particulièrement intense tant sur le plan intellectuel que physique.

• « **Fatigue chronique** »
Coenzyme Q10 . . . . *30 mg*
Acétyl L-carnitine . . . . *50 mg*
L-glutamine . . . . *100 mg*
Acide glutamique . . . . *50 mg*
Acide aspartique . . . . *50 mg*
Vitamine C . . . . *50 mg*
Vitamine E . . . . *10 mg*
Gluconate de fer . . . . *5 mg*
Pidolate de zinc . . . . *5 mg*
Sélénium sur levure . . . . *75 µg*
Gluconate de cuivre . . . . *2 mg*
3 gélules par jour pendant 20 jours.

Pourquoi ces principes actifs ?

- Le ginseng contient des ginsenosides, substances dont l'action tonique sur l'organisme est générale. Par ailleurs, cette plante améliore les performances physiques et intellectuelles. La sensation de fatigue s'estompe, les douleurs musculaires aussi, le taux d'acide lactique chute, tandis que l'utilisation de l'oxygène par les muscles est améliorée. Le ginseng possède enfin une action stimulante sur les organes sexuels. Il augmente la résistance au stress et à la fatigue.

- La spiruline est une algue bleue qui contient des protéines, des vitamines, des minéraux, des acides gras essentiels et de la chlorophylle, toutes substances indispensables pour le tonus et la vitalité.

- Le café vert possède une action détoxifiante vis-à-vis des toxiques et autres polluants. Ce « nettoyage » est essentiel pour retrouver le tonus, la forme et l'équilibre vital.

- La gelée royale (ou lait d'abeille) est un concentré nutritif et énergétique. Il est riche en vitamines B1, minéraux, acides gras essentiels, oligoéléments, acides aminés... Elle est particulièrement recommandée en cas de convalescence, ainsi que chez les enfants et les personnes âgées.

- Le pollen ajoute aux propriétés de la gelée royale un effet euphorisant.

- Le guarana, le kola et le maté sont riches en caféine, (re)dynamisante.

- L'acérola est riche en vitamine C naturelle, qui stimule la résistance de l'organisme à la fatigue.

- Les bioflavonoïdes aident à mieux assimiler la vitamine C, et sont antioxydants.

- Le coenzyme Q10 agit au cœur des cellules.

- La carnitine confère de l'énergie musculaire.

- La glutamine s'oppose à la fatigue et à l'impuissance.

- L'acide glutamique augmente les capacités cérébrales, améliore la mémoire et la vivacité d'esprit.

- L'acide aspartique augmente la résistance à la fatigue.

- La vitamine E est un puissant antioxydant.

- Le fer est essentiel au transport de l'oxygène dans l'organisme.

- Le zinc intervient dans mille et une de nos réactions biochimiques et dans la synthèse de nos hormones.

- Le cuivre renforce considérablement les moyens de défense de l'organisme.

- Le sélénium s'oppose aux radicaux libres.

Le conseil en plus

- Une mauvaise alimentation, notamment pauvre en protéines et en vitamines et minéraux, et riche en sucres rapides, est le facteur n° 1 de la fatigue.

- L'exercice physique régulier permet de pallier l'accélération de la fonte musculaire liée à l'âge. Un muscle entraîné est un muscle préservé. Le sport préserve aussi l'ensemble du corps, y compris le cœur, les os, les veines et les poumons, ce qui garantit forme et tonus.

- Le tabac fatigue. On le sait déjà, mais rien n'empêche de le répéter.

- Le surpoids est lourd à porter, donc fatigant.

- Les insomniaques sont forcément fatigués. Voir le mot « insomnie ».

Femme (équilibre)

Qu'est-ce que c'est ?

Les contraintes de la vie moderne sont pesantes, fatigantes, stressantes… même si cette vie-là est souvent passionnante ! Pour y faire face sans grignoter chaque jour son capital santé et sa bonne humeur, un rééquilibrage tout en douceur permet de remplir les stocks en micronutriments et d'éviter de transformer un grain de sable en montagne. La vie coule, plus douce. Est-ce que ce n'est pas déjà très bien ?

La formule

Vitamine B6 . . . . *50 mg*
Vitamine E . . . . *200 UI*
Vitamine C . . . . *70 mg*
Bêta-carotène . . . . *15 mg*
Gluconate de magnésium . . . . *100 mg*
Gluconate de zinc . . . . *15 mg*
Levure de bière . . . . *50 mg*

3 gélules par jour, par cures de 10 jours par mois, ou toute l'année du lundi au vendredi. Une « fenêtre thérapeutique » de 2 jours par semaine est utile.

Pourquoi ces principes actifs ?

- Les besoins en vitamine B6 sont accrus si la femme prend la pilule, est enceinte, allaite, suit un traitement hormonal substitutif, souffre de syndrome prémenstruel. La B6 est également nécessaire pour un bon équilibre nerveux et un squelette solide.

- La vitamine E est antioxydante. Elle s'oppose également aux bouffées de chaleur.

- La vitamine C est un bon antioxydant. Elle est indispensable en complément si la femme fume.

- Le bêta-carotène est un antioxydant. Il favorise un joli teint. Lui aussi est indispensable si la femme fume.

- Les besoins en magnésium sont accrus si la femme prend la pilule, est stressée, fait du sport. Le magnésium participe au maintien d'une bonne ossature.

- Le zinc est un minéral important pour l'équilibre hormonal. Il participe à la santé et à la beauté de la peau, des ongles et des cheveux.

- La levure de bière apporte toutes les vitamines B bonnes pour l'équilibre nerveux.

Le conseil en plus

- Si les règles sont très abondantes ET qu'une carence en fer est objectivée par des analyses sanguines, ajouter à la formule du gluconate de fer à raison de 50 mg par gélule. Dans ce cas, prendre cette formule équilibrante les 10 jours qui précèdent les règles.

Femme de 40 ans – périménopause

Qu'est-ce que c'est?

Les besoins de la femme évoluent au fil du temps, et la formule « équilibre femme » se transforme en « équilibre femme de 40 ans ». La quarantaine, ce n'est pas encore la ménopause, et les hormones vous laissent (relativement) tranquille.

Mais pour devancer cette période délicate et aborder ce que l'on a longtemps appelé « la périménopause », la formule suivante équilibrera le système hormonal. Objectif: lutter contre la prise de poids, le vieillissement de la peau, la sécheresse vaginale, les risques de phlébites et de varices, et aborder de façon plus tranquille la ménopause.

La formule

Gluconate de magnésium. . . . . *80 mg*
Gluconate de calcium . . . . *160 mg*
Phyto-œstrogènes. . . . . *60 mg*
3 gélules par jour.

Pourquoi ces principes actifs?

- Les phyto-œstrogènes luttent contre les bouffées de chaleur et limitent les douleurs et gonflements des seins.

- Le magnésium prévient l'irritabilité et les troubles de l'humeur propres à cette période. Il s'oppose aux insomnies, au stress. Mais il protège aussi des maladies cardiovasculaires car il fait chuter le taux de cholestérol. Enfin, avec le calcium, il épargne l'os et joue un rôle contre l'ostéoporose.

Le conseil en plus

- La ménopause ne s'installe pas en un jour. Certains symptômes seront moins pénibles si on les devance.

- Nous manquons presque tous de magnésium, surtout les femmes (notamment celles au régime). Pour augmenter ses apports sans ajouter une calorie au total énergétique quotidien, abonnez-vous à l'eau minérale riche en magnésium. Bon pour les nerfs, bon pour vous et votre entourage, ce cher magnésium est aussi indiscutablement un allié anti-kilos. Étonnant, mais véridique ! Tant que vous y êtes, remplissez aussi votre stock de calcium à bon compte. Magnésium et calcium sont les meilleurs amis du monde, contrairement à ce qu'on a longtemps cru. Les eaux Courmayeur, Hépar, Talians, Arvie, Badoit, Quézac, San Pellegrino sont tout indiquées pour vous. Au passage, elles se feront un plaisir de protéger votre squelette.

- Comprenez une fois pour toutes que les régimes restrictifs ne fonctionnent pas (dans le meilleur des cas !), font prendre du poids (dans la majorité des cas !). C'est le moment d'arrêter de se faire souffrir, et éventuellement d'ajuster son alimentation si besoin. Mais par pitié, faites-vous aider d'un médecin nutritionniste !

- Si vous n'avez pas intégré cette notion primordiale, prenez note : prévenir vaut mieux que guérir. Le temps qui passe n'est pas seulement affaire d'hormones telles que celles citées ci-dessus. Pensez à vous protéger des radicaux libres en adoptant une alimentation antioxydante. C'est vraiment **très** important, vous vous remercierez plus tard.

Fertilité

Qu'est-ce que c'est?

Être fertile, c'est être apte à procréer. Normalement, tout fonctionne très bien à partir de la puberté, et jusqu'à la fin de sa vie chez l'homme, jusqu'à la ménopause chez la femme. Pourtant, de nombreux couples qui souhaitent concevoir un enfant ont les plus grandes difficultés à y parvenir.

Avant de se lancer dans les consultations médicales aussi pénibles que longues, il faut déjà être sûr que le problème ne peut pas être réglé « à l'amiable », c'est-à-dire par un rééquilibrage en certains nutriments. Ce n'est, bien évidemment, pas toujours suffisant, mais il faut essayer. Et souvenons-nous que pour faire un bébé, il faut être deux; la femme n'est pas seule en cause: c'est l'homme qui peut présenter un trouble.

La formule

• **La formule « nutrithérapie »**

Vitamine E . . . . *20 mg*
L-arginine . . . . *150 mg*
L-ornithine . . . . *150 mg*
10 gélules le soir au coucher.

Si vous optez pour le « bébé-fivette », cette formule préparera le terrain.

Pourquoi ces principes actifs?

- La vitamine E augmente la fertilité des hommes et des femmes.

- Les acides aminés choisis entrent dans la composition de l'hormone de croissance, et augmentent indirectement le nombre et la mobilité des spermatozoïdes chez l'homme.

Le conseil en plus

- On retrouve parfois des blocages psychologiques qui font obstacle à la conception. Si tel est le cas, mieux vaut entamer une psychothérapie plutôt que des examens médicaux.

- Certaines atteintes gynécologiques peuvent entraîner des stérilités temporaires (inflammation de l'utérus, écoulements…).

- Des séquelles de maladies, même anciennes, peuvent entraîner une stérilité (blennorragie, syphilis, avortement antérieur, mauvais état des trompes…).

Fringales sucrées

Qu'est-ce que c'est ?

Lorsque tout va mal, que Jules nous a quittée, qu'on est en plein syndrome prémenstruel ou qu'un collègue a le don de nous mettre les nerfs en pelote, on peut se jeter sur la nourriture. Pour culpabiliser ensuite, et donc stresser à nouveau, et retomber dans le piège. Et bien sûr, on n'est pas attirée par les haricots verts vapeur, mais plutôt par les brownies ou les fraises Tagada. C'est que le fait de manger libère de douces substances appelées endorphines, qui nous offrent (temporairement) une certaine euphorie.

Les fringales sucrées, dites réactionnelles, sont souvent dues à une hypoglycémie, c'est-à-dire à une baisse du taux de sucre dans le sang. Ce désordre alimentaire, connu des spécialistes sous le nom de « craving », est fort répandu, et on y classe aussi les accros au chocolat.

Outre les anomalies de régulation du sucre, il semble que les personnes sujettes aux fringales sucrées souffrent aussi d'un déficit en sérotonine, un médiateur chimique qui régule l'humeur et l'appétit, mais aussi en vitamine B6, en magnésium et en chrome.

Les formules

- **La formule anti-coup de pompe**

Extrait sec de garcinia. . . . . 300 mg
Chrome/levure (50 µg) . . . . 25 mg
1 gélule le matin + 1 gélule le soir (donc, 1 gélule toutes les 12 heures environ).

- **La formule calmante**

Vitamine B6 . . . . 50 mg
Pidolate de magnésium . . . . 200 mg

Chrome/levure (50 µg) . . . . *25 mg*
1 gélule à 11 heures, 1 gélule à 16 heures + 1 gélule à 19/20 heures.

Pourquoi ces principes actifs ?

- La peau du fruit du garcinia contient de l'AHC (acide hydroxycitique) qui calme l'appétit pour les aliments sucrés.

- Le garcinia et le chrome régularisent le taux d'insuline sanguin, évitant ainsi les pics et les creux d'insuline responsables de fringales sauvages pour tout ce qui ressemble à du sucre !

- Le magnésium et la B6, nécessaire à son assimilation, calment les nerfs.

Le conseil en plus

- Le premier réflexe est de remplacer les sucres rapides par des aliments à index glycémique faible, comme le riz complet, les haricots secs ou les lentilles.

- Le deuxième est d'inclure dans son alimentation quotidienne des aliments naturellement riches en précurseurs de la sérotonine : œufs, laitages, viandes – dont dinde – poisson, soja, tomate, aubergine, avocat, pain de blé complet, banane, datte, noix, prune.

- Le troisième est de ne pas faire l'impasse sur les acides gras omega-3, qui facilitent l'action de la sérotonine au niveau cellulaire. Mettez-vous donc à l'huile de colza ou de noix, et aux poissons gras (maquereau, sardine, hareng, saumon) si ce n'est déjà fait.

- La nicotine augmente le taux de sérotonine, c'est pourquoi lorsqu'on arrête de fumer, on a envie de produits sucrés.

Furoncle

Qu'est-ce que c'est?

Un furoncle est un abcès qui siège à la base d'un poil. Comme toutes les inflammations contenant du pus, c'est souvent la douleur qui signale l'intrus à son heureux propriétaire. Dans la plupart des cas, le furoncle (ou l'abcès, ou l'anthrax: groupement d'abcès) cède avec une simple désinfection externe. Mais parfois, si la récidive devient exaspérante ou si l'endroit choisi par le furoncle n'est pas compatible avec une vie quotidienne sereine, il faut traiter. Dans certains cas, seul le chirurgien peut faire quelque chose pour vous, mais cette situation extrême est très rare!

Les formules

• L'incontournable: solution aux huiles essentielles

Huile essentielle de lavandin . . . . 2 ml
Huile essentielle de romarin. . . . . 2 ml
Huile essentielle de sauge . . . . 2 ml
Huile essentielle de thym . . . . 2 ml
Huile essentielle de cyprès. . . . . 2 ml
Huile essentielle de géranium . . . . 2 ml
Huile essentielle de niaouli. . . . . 2 ml
Dans alcool à 90°. . . . . 60 ml

À appliquer à l'aide de compresses humides et chaudes, 4 à 6 fois par jour, jusqu'à mûrissement complet du furoncle. Puis, après évacuation du pus, appliquer pur sur le bouton jusqu'à la cicatrisation.

• En cas de récidive et/ou de nombreux furoncles

Huile essentielle de lavandin . . . . 1 goutte
Huile essentielle de romarin. . . . . 1 goutte
Huile essentielle de sauge. . . . . 1 goutte

Tixosil . . . . *qsp 1 gélule n° 30*
Avaler 6 gélules par jour (2 à chaque repas). Cette formule vient en complément de l'incontournable.

Pourquoi ces principes actifs ?

- Toutes ces essences sont antiseptiques, antibiotiques, anti-inflammatoires.

Le conseil en plus

- N'essayez jamais de percer un abcès ou un furoncle. Vous ne réussirez qu'à percer la poche intérieure, ce qui agrandira le bouton et retardera la guérison.

- Votre hygiène est-elle irréprochable ?

- Évitez de manger trop de sucre : il favorise la pullulation microbienne.

- Si les furoncles se multiplient, il y a un problème général : consultez. Les diabétiques, les personnes ayant un système immunitaire affaibli et les personnes dont l'hygiène est déficiente y sont plus sujettes que les autres.

- Les bains d'eau tiède ou chaude, ou des compresses tièdes, soulagent la douleur.

Gingivite

Qu'est-ce que c'est ?

La gingivite est une inflammation des gencives. La gencive est très rouge et plus ou moins gonflée, et elle peut faire très mal. Le signe le plus clair est le saignement lors du brossage. Certains déséquilibres hormonaux peuvent la provoquer – ce peut être le cas de la grossesse – mais elle est plus souvent due à un mauvais brossage dentaire. Par ailleurs, certains traitements antiépileptiques ou antidépresseurs sont susceptibles de déclencher une inflammation gingivale.

La plupart des gingivites disparaissent avec un traitement approprié (comme celui qui vous est proposé ci-dessous). Si ce n'est pas le cas, la gingivite peut évoluer vers une parodontite (affaiblissement de l'os qui soutient la dent), puis à un déchaussement de la dent. L'intervention du dentiste est indispensable.

Les formules

• L'incontournable

Huile essentielle d'origan compact. . . . . 1 ml
Huile essentielle de thym doux . . . . 2 ml
Huile essentielle de melaleuca. . . . . 3 ml
Alcool glycériné/eau distillée . . . . 125 ml

Diluer dans de l'eau pour faire des bains de bouche et/ou appliquer pur sur les gencives à l'aide d'un Coton-Tige ou directement avec le doigt (propre).

• Formule « nutrithérapie »

Coenzyme Q10 . . . . 100 mg
Extrait sec de thé vert . . . . 100 mg
Extrait sec de sanguinaire . . . . 100 mg

3 gélules par jour.

• **La spéciale « mycose »**
Poudre d'argile blanche
Poudre de lithothame
1 cuillère à café dans un verre d'eau. Pratiquer à l'aide de ce mélange 3 bains de bouche par jour.

Pourquoi ces principes actifs ?

- L'origan possède des phénols très puissants à très large pouvoir antiseptique. Il doit être employé uniquement très dilué sur les muqueuses, car il est très caustique.

- Le melaleuca est un anti-infectieux majeur.

- Le thym est anti-infectieux et stimule l'immunité.

- L'argile aide à la cicatrisation de la muqueuse buccale et digestive.

- Le lithothame régularise l'équilibre acido-basique. Il lutte contre le champignon Candida (responsable des candidoses) qui s'installe sur un terrain acide.

- Le coenzyme Q10 réduit les œdèmes, les rougeurs et les saignements.

- Le thé vert contient des polyphénols dont l'activité bactéricide empêche la formation de la plaque.

- La sanguinaire renforce la paroi des vaisseaux buccaux ; elle s'oppose aux saignements.

Le conseil en plus

- Choisissez de préférence des brosses à dents à poils souples. Il est inutile d'agresser la gencive avec des poils trop durs, les dents n'en seront pas plus propres.

- En revanche, le brossage doit être minutieux et effectué au minimum 2 fois par jour (l'idéal reste après chaque repas), afin d'éliminer la plaque dentaire et le tartre. Les brosses à dents électriques sont intéressantes pour déloger la plaque plus facilement.

- Une visite chez le dentiste peut s'avérer indispensable, notamment pour un détartrage complet.

- Attention aux bonbons et aux grignotages permanents, grands pourvoyeurs de plaque dentaire.

- En revanche, insistez sur les aliments riches en vitamine C (fruits et légumes) car les saignements surviennent plus facilement en cas de carence. Si vos gencives saignent déjà, prenez 3 g de vitamine C naturelle par jour (comprimés) jusqu'à cessation.

- Le bain de bouche est toujours à utiliser ponctuellement. Il ne faut pas pratiquer de bain de bouche quotidien, contrairement aux idées reçues. L'équilibre de la flore buccale est rompu si l'on utilise en permanence des produits antiseptiques, ce qui laisse la porte ouverte à des développements microbiens indésirables (l'inverse de l'effet recherché), signés par la célèbre « langue noire » bien connue des dentistes.

Glaucome

Qu'est-ce que c'est ?

Sous le terme de glaucome, les spécialistes regroupent plusieurs affections. Mais dans tous les cas, la caractéristique principale est l'élévation anormale de la pression dans l'œil, avec une atteinte du nerf optique. On ne réalise pas tout de suite que l'on souffre d'un glaucome, car la tension oculaire ne provoque aucun symptôme dans un premier temps. Mais le champ visuel s'altère ensuite plus ou moins, et la diminution de l'acuité visuelle est malheureusement irréversible. Dans certaines formes de glaucome, on peut souffrir de douleurs oculaires et de vomissements. La chirurgie peut s'avérer indispensable pour sauver l'œil.

La formule

• L'incontournable

Vitamine C . . . . *100 mg*
Acide alpha-lipoïque . . . . *50 mg*
Bioflavonoïdes . . . . *50 mg*
Extrait sec de ginkgo biloba . . . . *100 mg*
Pidolate de chrome . . . . *100 mg*

3 gélules par jour. Cette formule est à associer à 4 capsules d'omega-3 par jour.

Pourquoi ces principes actifs ?

- La vitamine C protège le cristallin contre l'oxydation due à la lumière UV et aux radiations. C'est un élément essentiel pour la synthèse du collagène. On trouve la vitamine C en abondance dans le cristallin.

- L'acide alpha-lipoïque est un antioxydant majeur.

- Les flavonoïdes « attrapent » le fer (oxydant), et luttent contre le vieillissement cellulaire.

- Le ginkgo biloba améliore la circulation microcapillaire, et donc le passage des nutriments dans les tout petits vaisseaux de l'œil.

- Le pidolate de chrome (associé aux omega-3) fait chuter la pression oculaire.

Le conseil en plus

- Une visite de routine chez l'ophtalmologiste est conseillée chez les 45 ans et plus. Plus la maladie est repérée rapidement, moins les risques de séquelle sont élevés.

- Certaines maladies (oculaires ou générales) et certains médicaments (corticostéroïdes, surtout en collyres) peuvent déclencher un glaucome dit « secondaire ». Consultez un ophtalmologue si vous avez un doute.

Goutte

Qu'est-ce que c'est ?

La crise de goutte est une accumulation de cristaux d'acide urique dans certaines articulations. La douleur qui en résulte est provoquée par l'inflammation (arthrite).

La goutte est presque toujours déclenchée par des abus alimentaires, bien que, dans certains cas, des facteurs génétiques peuvent être responsables. Les traitements actuels sont efficaces, mais non dénués d'effets secondaires. Il est tellement plus simple de prévenir !

Les formules qui suivent sont à absorber dès les prémices d'une crise, et ce pendant 4 à 6 jours.

Les formules

Extrait fluide de bouleau (feuilles) . . . . *50 ml*
Extrait fluide de cassis (feuilles) . . . . *50 ml*
Extrait fluide de reine-des-prés (sommités fleuries) . . *50 ml*
1 cuillère à café dans un verre d'eau, 3 fois par jour.

Ou

Extrait sec de lamier blanc . . . . *75 mg*
Extrait sec de bouleau . . . . *75 mg*
Extrait sec de cassis . . . . *75 mg*
Extrait sec de frêne . . . . *75 mg*
Prendre 4 à 6 gélules par jour jusqu'à amélioration.

Pourquoi ces principes actifs ?

- Le lamier blanc est dépuratif; il favorise l'élimination rénale et digestive de l'acide urique.

- Le frêne est anti-inflammatoire et diurétique.

- Toutes les plantes de la deuxième formule sont diurétiques.

- Le bouleau contient un flavonoïde, l'hyperoside, dont les propriétés sont dépuratives et diurétiques. Il favorise l'élimination des chlorures et de l'acide urique.

- La reine-des-prés, diurétique, contient des dérivés salicylés précurseurs de l'aspirine : elle est donc fortement anti-inflammatoire.

- Le cassis contient des flavonoïdes, le rutoside et l'hyperoside, mais aussi de la vitamine C et P, ainsi que des tanins ; cette composition spécifique lui confère une activité « cortisone-like » sur les articulations douloureuses, c'est-à-dire qu'il est anti-inflammatoire. C'est aussi un diurétique majeur, qui favorise l'élimination de l'eau et des déchets (acide urique, toxines). Le cassis est à la base du traitement de fond de la goutte.

Le conseil en plus

- Mangez plus de fruits et de légumes frais. Mention spéciale pour les cerises qui apportent d'une part beaucoup de vitamine C, d'autre part des substances spécifiques pour reconstituer les tissus attaqués par la goutte.

- Optez pour une eau peu minéralisée puisqu'elle doit se charger de certaines substances pour les éliminer. Vous pouvez alterner avec de l'eau alcalinisante, type Vichy. Pendant les périodes de fêtes, si vous avez tendance à vous plonger dans les agapes, montez votre consommation d'eau à 2,5 litres par jour pendant quelque temps.

- Mangez moins de viande, d'abats, de fruits de mer, de gibier.

- Ne buvez pas d'alcool, car il provoque des crises de goutte. Le capitaine Haddock est l'archétype du candidat à la goutte.

- Si vous êtes au régime, ne soyez pas trop drastique : le jeûne et la consommation trop hypocalorique provoque aussi des crises.

- Corrigez les troubles métaboliques couramment associés : obésité, diabète, hyperlipidémie, hypercholestérolémie. Tous ces troubles ont une composante alimentaire sur laquelle vous pouvez agir.

- Les femmes sont relativement protégées jusqu'à la ménopause, sans doute grâce à leurs œstrogènes. Au-delà, la protection s'arrête. Attention donc si vous êtes une femme ménopausée en surpoids, atteinte d'hypertension artérielle et/ou sous diurétiques.

- Attention aux épinards et à l'oseille !

- Si vous avez déjà fait une « crise », vous êtes susceptible d'en refaire. Prudence…

Grossesse

Qu'est-ce que c'est?

Malgré la tendance actuelle, il faut éviter de médicaliser à outrance cet événement physiologique. Cependant, au cours de la grossesse, non seulement les besoins sont augmentés car le bébé « se sert » largement, mais de plus la déperdition de vitamines et minéraux est accrue en raison de l'augmentation de l'excrétion urinaire. Or, un déficit même mineur peut avoir des conséquences catastrophiques. Les bouleversements hormonaux nécessaires au développement de l'enfant retentissent sur tout l'organisme de la maman, et le simple « poids » du bébé entraîne des répercussions « mécaniques ». La formule suivante est donc destinée à améliorer le confort de la future maman, tout en garantissant le « meilleur du meilleur » pour le futur bébé.

La formule

Vitamine B6 . . . . *50 mg*
Vitamine B9 . . . . *400 µg*
Vitamine B3 . . . . *50 mg*
Vitamine C . . . . *100 mg*
Vitamine E . . . . *10 mg*
Vitamine D . . . . *600 UI*
Bêta-carotène . . . . *15 mg*
Gluconate de magnésium . . . . *100 mg*
Gluconate de zinc . . . . *20 mg*
Gluconate de calcium . . . . *30 mg*
Levure au sélénium . . . . *100 µg*
Iodure de potassium . . . . *20 µg*
Gluconate de fer . . . . *20 mg*
Coenzyme Q10 . . . . *30 µg*

Levure de bière .... *50 mg*
L-tyrosine .... *100 mg*
Silice colloïdale .... *30 mg*
1 gélule le soir.

Pourquoi ces principes actifs ?

- La levure de bière apporte l'ensemble des vitamines B, importantes pour le futur nouveau-né.

- Le bêta-carotène s'oppose au retard de croissance intra-utérin.

- Un déficit en vitamine C augmente le taux d'histamine, et donc le risque de décollement placentaire.

- La vitamine B9 est reconnue pour protéger le tube neural du bébé.

- La vitamine B6 agit contre l'irritabilité, la tendance aux pleurs et les convulsions du nouveau-né. Elle diminue également les nausées et vomissements de la maman.

- La vitamine B3 améliore la circulation, souvent problématique pendant la grossesse.

- Le fer protège des troubles cardiaques et respiratoires de l'enfant à la naissance. Avec la vitamine B9, il protège contre l'anémie de la grossesse.

- La supplémentation en fer fait chuter le taux de vitamine E, qu'il faut donc remplacer.

- Le coenzyme Q10 joue un rôle prépondérant dans la formation d'ADN.

- L'iode participe au bon développement thyroïdien.

- La L-tyrosine protège du « masque de grossesse ».

- Le zinc augmente les défenses anti-infectieuses. Il est indispensable car le taux de cuivre dans le sang des femmes enceintes est très élevé, et ce minéral en excès est responsable des taches de pigmentation sur le ventre, le visage, le front et les ailes du nez. Par ailleurs, le futur bébé en tire lui aussi des bénéfices : le zinc permet un bon développement cérébral, psychomoteur, comportemental, intellectuel, bref, il « éveille » l'enfant.

- Le magnésium protège de la mort subite du nourrisson. Avec le calcium, il s'oppose à la déminéralisation de la maman.

- Le calcium est utilisé pour la bonne santé des os, des dents et du cœur.

- Le silicium empêche les vergetures chez la mère.

- Les enfants atteints d'un bec-de-lièvre ont un faible taux de sélénium.

- Le zinc, le magnésium, le calcium, le fer, les vitamines B9, E, B5, B12 et C luttent contre la prématurité.

- À savoir : les déficits en vitamines et minéraux sont corrélés avec l'augmentation de divers risques en fonction du nutriment concerné : diabète gestationnel, toxémie gravidique et éclampsie, hypertension artérielle et prééclampsie, avortement spontané, décollement placentaire… Bien sûr, ces risques ne sont que théoriques.

Le conseil en plus

- Mangez beaucoup de poisson gras afin de remplir vos stocks d'acides gras omega-3.

- Ne prenez jamais aucun médicament de votre propre fait sans demander l'avis du médecin ou du pharmacien. Certains d'entre eux peuvent en effet provoquer une malformation du fœtus. Attention : même les plantes, qui peuvent paraître inoffensives, sont parfois toxiques.

Hémorroïdes

Qu'est-ce que c'est?

Que ceux qui souffrent d'hémorroïdes se consolent car, selon Hippocrate dans son *Traité des Humeurs*, « ils ne sont sujets ni à la pleurésie, ni à la péripneumonie, ni à des phlegmons, ni à des ébullitions, peut-être même pas à l'ulcère ni aux dartres »... mais à l'inverse, « lorsqu'ils sont mal soignés à propos des hémorroïdes, on a vu qu'ils étaient peu de temps après atteints de beaucoup de ces maladies qui leur étaient devenues funestes... ». Les hémorroïdes sont constituées de petits vaisseaux situés dans la paroi de l'anus, et maintenus par une sorte de ligament. Lorsque ce tissu est congestionné, il grossit et on endure alors une « crise hémorroïdaire ».

En général, bien qu'assez douloureuse, la crise hémorroïdaire est anodine, et il n'est pas nécessaire de consulter. Mais chez certaines personnes, les crises peuvent se répéter, et le seul traitement est alors chirurgical. Cependant, si 50 % des personnes de plus de 50 ans ont un jour ou l'autre souffert d'hémorroïdes, seules 5 à 10 % d'entre elles terminent entre les mains du chirurgien.

Les formules

• **Voie interne**

Extrait sec d'hamamélis. . . . . *60 mg*
Extrait sec de marron d'Inde . . . . *60 mg*
Extrait sec de mélilot . . . . *60 mg*
Extrait sec de cyprès . . . . *60 mg*
Extrait sec de vigne rouge . . . . *60 mg*
6 gélules par jour pendant 3 jours, puis 3 gélules par jour.

Ou

Extrait hydroglycériné de marron . . . . *30 ml*
Extrait hydroglycériné d'hamamélis. . . . . *30 ml*
Extrait hydroglycériné de gingko . . . . *30 ml*
Extrait hydroglycériné de vigne rouge . . . . *30 ml*
100 gouttes dans de l'eau, 3 fois par jour.

• En cas de crise hémorroïdaire, en local
Huile essentielle de cyprès. . . . . *1 ml*
Huile essentielle de genévrier . . . . *0,5 ml*
Huile de calophylle . . . . *10 ml*
Huile de rose musquée . . . . *qsp 30 ml*
1 application locale après chaque toilette et chaque selle.

• Si les hémorroïdes s'accompagnent de démangeaisons
Huile essentielle de cyprès. . . . . *1 ml*
Huile essentielle de géranium rosat . . . . *2 ml*
Huile de calophylle . . . . *10 ml*
Huile de rose musquée . . . . *qsp 30 ml*
1 application locale après chaque toilette et chaque selle.

Pourquoi ces principes actifs ?

- Toutes les plantes de la formule « interne » sont riches en flavonoïdes, à action vitaminique P. C'est-à-dire que ce sont d'excellents veinotoniques, protecteurs des parois des veines, fluidifiants, anticoagulants, anti-inflammatoires et antiœdémateux (ils améliorent la circulation lymphatique).

- La rose musquée protège et régénère les peaux fissurées.

- La calophylle lutte contre la fragilité capillaire.

Le conseil en plus

- La première chose à faire, si c'est votre problème, est de vous débarrasser de la constipation (voir ce mot). Mais évitez les laxatifs car ils affaiblissent la paroi rectale protégeant les veines hémorroïdaires.

- Limitez la consommation de sel, évitez le café (et les autres boissons contenant de la caféine : Coca-Cola, thé…), l'excès d'alcool. Évitez les aliments déclencheurs : épices, aliments lourds et gras, charcuterie.

- À l'inverse, faites le plein de vitamine E (céréales complètes, germe de blé, soja, huile d'olive), de vitamine C (agrumes) et PP (fruits rouges).

- Ne portez pas d'objets lourds si vous êtes en crise hémorroïdaire.

- Tout ce qui active la circulation locale est bienvenu. Par exemple, un bain de siège à l'eau tiède soulage la douleur, et vous pouvez terminer par de l'eau froide pour relancer la circulation.

- Adoptez une hygiène locale irréprochable.

- Faites du sport : ce dernier renforce tous les muscles, y compris ceux du rectum.

Herpès

Qu'est-ce que c'est ?

Encore tabou, l'herpès est une maladie sexuellement transmissible ultra-répandue. 60 à 80 % de la population sont infectés par le virus 1 (herpès classique, le bouton de fièvre), et 25 % par le virus 2 (herpès génital). Et pourtant, à peine deux personnes sur dix seulement se savent porteuses du virus, et les huit autres le propagent innocemment.

L'herpès facial se développe autour de la bouche (c'est le fameux bouton de fièvre), sournoisement la première fois, puis toujours par poussées ensuite.

L'herpès génital siège sur les organes génitaux, les fesses ou la face interne des cuisses : dans ce cas, la primo-infection est beaucoup plus marquée (fièvre, fatigue, ganglions vers l'aine).

Dans les deux cas, les vésicules, espèces de « boutons », sortent en bouquet, puis s'assèchent. Après chaque poussée, le virus se replie dans les ganglions et « s'endort »... un temps. Sous l'effet d'un facteur déclenchant (stress, fatigue et soleil, ou choc, ou encore règles), il réapparaît.

Il y a vingt-cinq ans, l'herpès était perçu comme la pire des calamités, responsable de maux graves, et notamment de cancers génitaux. En réalité, les experts calment le jeu et ne déclarent pas que cette maladie constitue un réel problème de santé publique.

Les formules

- **Herpès buccal**

Huile essentielle de cyprès .... }
Huile essentielle de sauge .... }
Huile essentielle de géranium .... } *aa qsp 5 ml*
Huile essentielle de melaleuca .... }
Huile essentielle de niaouli .... }
Huile essentielle de thym .... }
Huile végétale .... *qsp 30 ml*
Appliquer localement 6 à 8 fois par jour.

- **Herpès vaginal**

Huile essentielle de ravensare .... *1 goutte*
Huile essentielle de lavande aspic .... *1 goutte*
Huile essentielle de girofle .... *1 goutte*
Pour ovules de 2 g
Insérer 2 ovules par jour au fond du vagin (1 le matin, 1 le soir).

- **Formule interne**

L-lysine .... *200 mg*
Propolis .... *100 mg*
Huile essentielle de thym .... *2 gouttes dans du tixosil*
6 gélules par jour pendant 5 jours.

- **Formule interne spéciale « récidive »**

L-lysine .... *100 mg*
Vitamine C .... *50 mg*
Extrait sec d'echinacea .... *100 mg*
Poudre de spiruline .... *50 mg*
2 gélules par jour pendant 10 jours, chaque fois qu'il y a une baisse de forme, une infection saisonnière ou une exposition au soleil, surtout en hiver.

Cette formule améliore la réponse du système immunitaire. Elle est à utiliser en traitement ou en prévention, lorsque les crises se répètent de façon rapprochée.

• **Formule homéopathique**
Trituration homéopathique :
- Apis mellifica 15 CH . . . . }
- Mezereum 7 CH . . . . } *aa qsp 20 mg*
- Rhus tox 9 CH . . . . }
Vitamine C . . . . *100 mg*
L-lysine . . . . *200 mg*
6 gélules par jour.

Pourquoi ces principes actifs ?

- La formule externe accélère la guérison, évite que le bouton ne s'étende. Les huiles de niaouli et de melaleuca sont antifongiques et antibactériennes.

- L'huile essentielle de ravensare est immunostimulante et antivirale.

- L'huile essentielle de sauge est désinfectante et cicatrisante.

- L'huile essentielle de cyprès est cicatrisante.

- L'huile essentielle de géranium calme la douleur.

- L'huile essentielle de lavande est antiseptique, cicatrisante et apaisante.

- L'huile essentielle de girofle est anesthésiante.

- La lysine est un acide aminé qui réduit la crise et prévient les récidives.

- La propolis est un produit de la ruche : elle stimule l'immunité et possède des propriétés antivirales.

- Le thym possède les mêmes propriétés que la propolis.

- La vitamine C renforce les défenses immunitaires, anti-infectieuses et antivirales.

- Les souches homéopathiques : Apis agit contre le

gonflement et les picotements; Mezereum active la formation de croûte, Rhus tox s'oppose au gonflement et au liquide clair.

Le conseil en plus

- En prévention, évitez d'embrasser une personne en pleine crise herpétique (même si elle est irrésistible !). Dans le même esprit, utilisez un préservatif, même en dehors des poussées.

- Une crise est une sonnette d'alarme : reposez-vous, nourrissez-vous mieux. Soyez seul(e) à utiliser vos serviettes de toilette.

- Suivez deux fois dans l'année des cures de ferments lactiques. Ces ferments protègent la flore intestinale et délogent les mauvaises bactéries, ce qui a pour effet d'augmenter la qualité de l'immunité.

- Le dogme de l'herpès de type 1 touchant seulement la partie haute du corps, et de type 2 touchant la partie basse n'est plus de mise. En fait, l'herpès de type 1 se transmet de plus en plus par voie sexuelle, dévoilant ainsi une évolution dans les pratiques amoureuses de nos contemporains…

Homme (équilibre)

Qu'est-ce que c'est ?

Si notre alimentation était parfaite et nos conditions de vie semblables à celle de Heidi dans sa maison au milieu des champs, nous n'aurions pas besoin de recourir à des compléments alimentaires.

Ce n'est malheureusement pas le cas : les toxiques, le stress, l'hygiène de vie parfois moyenne... tout cela pompe les stocks de micronutriments, et entraîne des dysfonctionnements. Troubles de la libido, fatigue, nervosité, etc.

Cette formule spéciale « homme » permettra à nos supermen du quotidien de garder la forme et le sourire en toutes circonstances. Et ne dit-on pas que si un homme est heureux, sa femme l'est aussi ?

La formule

Vitamine C .... *100 mg*
Vitamine E .... *100 UI*
Bêta-carotène .... *10 mg*
Pidolate de zinc .... *15 mg*
Sélénium sur levure .... *100 µg*
Vitamine B1 .... *10 mg*
Vitamine B6 .... *10 mg*
Vitamine B9 .... *100 µg*
Vitamine B12 .... *1 µg*
Pidolate de magnésium .... *120 mg*
2 gélules par jour.

Pourquoi ces principes actifs ?

- La vitamine C est antioxydante; elle augmente l'immunité, l'énergie et améliore l'humeur.

- La vitamine E est antioxydante; elle augmente l'énergie et lutte contre l'infertilité.

- Le bêta-carotène est antioxydant. Le sélénium également.

- Les 4 antioxydants ci-dessus protègent l'organisme contre les pathologies cardio-vasculaires, cérébrales, cancéreuses.

- Le zinc améliore la qualité et augmente la quantité de sperme.

- La vitamine B1 et le magnésium participent à l'équilibre nerveux. Le magnésium intervient également dans le tonus musculaire.

- Les vitamines B6, B9, B12 s'opposent à l'homocystéine, une substance présente dans notre organisme qui augmente le risque de maladies cardiaques.

Le conseil en plus

- Éviter les toxiques: tabac, pollutions, alcool et café en excès.

- S'efforcer de maintenir une activité physique régulière.

Hoquet

Qu'est-ce que c'est ?

Le hoquet est une contraction spasmodique subite et involontaire du diaphragme. Il s'accompagne d'une constriction de la glotte, de vibrations des cordes vocales et, bien sûr, d'émission d'un bruit guttural ! Avoir le hoquet est banal et sans gravité, tant que la crise ne dure que quelques minutes. La cause n'est pas toujours évidente, mais les personnes stressées ou qui bougent beaucoup en mangeant en souffrent statistiquement plus que les autres. On pense que c'est peut-être dû à l'aérophagie.

Les formules

• L'incontournable

Huile essentielle d'estragon . . . . 2 gouttes
Huile d'olive. . . . . 10 gouttes
2 gouttes sur un sucre. L'effet est immédiat.

• La formule antispasmodique

H.A.G. mélisse. . . . . }
H.A.G. fenouil. . . . . } aa qsp 30 ml
H.A.G. coquelicot. . . . . }
1 cuillère à café 3 fois par jour dans un demi-verre d'eau.

Pourquoi ces principes actifs ?

- On ne sait pas exactement pourquoi l'estragon est si efficace. Sans doute lève-t-il le spasme responsable du hoquet.

- Les plantes de la formule 2 sont réellement antispasmodiques.

Le conseil en plus

- Si vous êtes à court d'estragon, inspirez à fond et gardez l'air bloqué dans les poumons le plus longtemps possible : c'est une bonne technique.

- 1/2 cuillère à thé de sucre dissout dans 125 ml d'eau peut stopper net le hoquet d'un bébé.

- Boire très vite de l'eau sans reprendre sa respiration peut aussi être un bon « truc » anti-hoquet.

Hypertension

Qu'est-ce que c'est ?

La tension est le reflet de la pression exercée par le sang sur la paroi des vaisseaux lorsqu'il est propulsé par le cœur. L'hypertension est l'élévation anormale de la tension artérielle. Ce trouble passe totalement inaperçu, à moins de faire vérifier sa tension régulièrement. Pourtant, les conséquences peuvent être dramatiques, puisqu'elle augmente le risque d'attaques cérébrales, d'accidents cardiaques, et même de troubles rénaux.

Le risque de souffrir d'hypertension augmente avec l'âge, car le cœur doit travailler plus dur pour propulser le sang dans tout l'organisme, et les petites artères qui acheminent ce sang perdent leur élasticité et se « bouchent ». Le muscle cardiaque doit alors vaincre cette « résistance », et donc augmenter la pression artérielle.

Les formules

• L'incontournable

Extrait sec d'ail .... *50 mg*
Extrait sec de gui .... *100 mg*
Extrait sec d'olivier.......................... *150 mg*
3 gélules par jour.

• Formule 2 : en cas d'hypertension labile (d'origine nerveuse)

Extrait sec d'aubépine.......................... *100 mg*
Extrait sec d'olivier.......................... *100 mg*
Gluconate de magnésium.......................... *100 mg*
2 à 3 gélules par jour.

Ou

Extrait fluide d'aubépine . . . . }
Extrait fluide d'olivier . . . . } *aa qsp 125 ml*
Extrait fluide de gui . . . . }
40 gouttes 3 fois par jour dans un grand verre d'eau.

Pourquoi ces principes actifs ?

- L'ail est un fluidifiant sanguin.

- Le gui est vasodilatateur et décongestionnant.

- L'olivier est LA plante de l'hypertension.

- L'aubépine est le métronome du cœur.

- Le magnésium est calmant.

Le conseil en plus

- Manger moins de sodium, présent dans tous les produits salés (charcuteries, soupes et bouillons déshydratés, viandes et poissons salés, chips, olives, marinades, sauces industrielles, sodas, céréales pour petit déjeuner…).

- Manger plus de potassium (fruits et légumes frais essentiellement).

- Éviter le surpoids, le stress, le tabac et l'alcool.

Hypothyroïdie

Qu'est-ce que c'est ?

L'hypothyroïdie pourrait se traduire grossièrement par « la thyroïde qui fonctionne au ralenti ». Or, un déficit en hormones thyroïdiennes provoque un ralentissement général de la plupart de nos fonctions : la peau est froide et sèche, les cheveux cassent, le poids est variable mais plutôt en hausse, la tendance est à la constipation et au ralentissement intellectuel. Le rythme cardiaque est ralenti, la mémoire peut avoir des ratés, la libido est en chute libre... C'est que les hormones thyroïdiennes font fonctionner tout cela (d'ailleurs, en cas d'hyperthyroïdie, c'est exactement l'inverse : tout marche trop vite !), alors, lorsqu'elles font défaut...

La formule

L-tyrosine .... *100 mg*
Varech vésiculeux .... *200 mg*
2 gélules une demi-heure avant chacun des 3 repas.

Pourquoi ces principes actifs ?

- La L-tyrosine esu un acide aminé précurseur des hormones thyroïdiennes.

- Le varech (ou fucus) est une algue riche en iode qui se fixe sur la thyroïde. Elle participe donc indirectement à la fabrication des hormones thyroïdiennes.

Le conseil en plus

- L'hypothyroïdie peut être passagère, et elle répondra dans ce cas à la formule ci-dessus.

- ATTENTION : un dosage des hormones thyroïdiennes

est indispensable si vous soupçonnez une hypothyroïdie. Consultez un endocrinologue. Le traitement visant à remplacer les hormones que vous ne sécrétez pas (par exemple si l'on vous a retiré la thyroïde), est à suivre À VIE.

Immunité

Qu'est-ce que c'est?

Sans système immunitaire, nous ne pourrions survivre plus de quelques minutes. Les bactéries, champignons et autres virus qui nous entourent essaient en permanence d'entrer dans notre forteresse et d'y proliférer. Une immunité en bon état n'a aucune difficulté pour repousser tous ces envahisseurs, mais qu'une faille apparaisse, et c'est la porte ouverte à toutes sortes de maladies, de la plus bénigne à la plus grave. Affaiblir les microbes n'est pas une bonne idée, car elle est vouée à l'échec: il y en a tellement! Songez qu'en sortant d'un bain prolongé, nous hébergeons encore 1 million de bactéries par centimètre carré de peau.

Le système immunitaire n'est pas un mécanisme de défense isolé dans une pièce capitonnée; il est au contraire directement lié à notre système nerveux, digestif, etc. Un grand stress, et c'est la poussée d'herpès, un chagrin d'amour et on attrape le premier virus qui passe, un traitement antibiotique et c'est la mycose presque assurée, une alimentation inadaptée, et le système immunitaire est débordé… La formule ci-dessous vise à renforcer l'immunité lors de périodes délicates: froid, stress, travail en excès, etc.

Les formules

- **L'incontournable**

Extrait sec d'echinacea augustifolia . . . . *80 mg*
Extrait sec de luzerne . . . . *80 mg*
Poudre d'echinacea purpurea . . . . *80 mg*
Poudre de lapacho . . . . *80 mg*
1 gélule 3 fois par jour.

• **Formule 2**
Extrait sec d'echinacea augustifolia . . . . *60 mg*
Poudre de propolis . . . . *60 mg*
Poudre de levure de bière . . . . *60 mg*
Extrait sec d'uncaria tomentosa . . . . *60 mg*
Poudre de lapacho . . . . *60 mg*
3 gélules par jour.

• **Formule 3 (cette formule est plus spécifiquement antioxydante ; à choisir en cas d'hygiène de vie moyenne – tabagisme, alcoolisme – ou après 65 ans)**
Acérola . . . . *100 mg*
Flavonoïdes . . . . *50 mg*
Zinc . . . . *15 mg*
Sélénium . . . . *75 µg*
Cuivre . . . . *2 mg*
Chrome . . . . *200 µg*
Extrait sec d'échinacée . . . . *50 mg*
Extrait sec d'uncaria . . . . *50 mg*
1 gélule matin et soir.

Pourquoi ces principes actifs ?

- L'échinacée est le végétal antiviral par excellence. Il contient de nombreux principes actifs doués de propriétés stimulantes. Cette plante est antibactérienne, antifongique, anti-inflammatoire. Elle favorise la synthèse d'interféron, indispensable à l'immunité.

- La propolis est un produit de la ruche. C'est un antibiotique naturel, mais sa sphère d'activité est large puisque, outre les bactéries, elle combat aussi les virus et les champignons.

- La levure de bière contient des vitamines et minéraux, et des protéines. Dans le cas qui nous intéresse, ce sont surtout les vitamines B qui vont aider à résister à la fatigue, ainsi qu'aux toxines qui encombrent la circulation du sang.

- L'uncaria (griffe du chat – *cat's claw*) active les cellules aux propriétés antivirales et anti-inflammatoires. Cette plante est très bénéfique pour le système immunitaire.

- Le lapacho contient une substance (la quinone) prépondérante pour la fonction immunitaire.

Le conseil en plus

- La formule 2 est à prendre en cure, durant 2 ou 3 mois, au début de chaque hiver. Elle évite les bronchites, les pharyngites, les angines et autres mésaventures microbiennes de l'hiver…

- On ne PEUT pas avoir un système immunitaire efficace si notre tube digestif ne l'est pas. Notre intestin est notre premier organe immunitaire. Entretenir la barrière intestinale est une priorité absolue, d'autant que la prise de micronutriments est inutile si ces derniers sont mal assimilés pour cause de flore digestive en grève. Des cures de bactéries « amies » sont indispensables (en pharmacie).

Impétigo et autres maladies de peau fongiques et bactériennes

Qu'est-ce que c'est ?

L'impétigo est une maladie de peau presque « réservée aux enfants de moins de 10 ans ». Des croûtes jaunes caractéristiques s'étendent autour du nez et de la bouche, ou parfois autour des yeux. Parfois une fièvre peut accompagner ces lésions qui démangent… et qu'il ne faut pas gratter sous peine, d'une part, de les voir se disséminer, et d'autre part de garder des cicatrices définitives. Les germes en cause sont le staphylocoque doré, ou parfois le streptocoque. C'est une maladie contagieuse : attention si vous avez plusieurs enfants !

La formule

Huile essentielle de laurier noble. . . . . 1 ml
Huile essentielle de géranium rosat . . . . 1 ml
Huile essentielle de palmarosa . . . . 1 ml
Huile essentielle de tea tree . . . . 1 ml
Huile végétale. . . . . qsp 60 ml
Appliquer localement 2 à 3 fois par jour, après nettoyage des plaques à l'eau de Dalibour.

Pourquoi ces principes actifs ?

- L'huile essentielle de laurier est anti-infectieuse et elle stimule l'immunité.

- Le tea tree et le palmarosa sont anti-infectieux et antifongiques.

- Le géranium est adoucissant, hydratant et cicatrisant.

Le conseil en plus

- Il faut impérativement éviter le grattage. Chez les jeunes enfants, mieux vaut couper les ongles à ras et couvrir les mains d'une compresse.

- Taies d'oreiller, serviettes de bain et de table, linge personnel doivent être lavés à part, et ne servir qu'une fois si possible.

Infection intestinale

Qu'est-ce que c'est?

Qu'il s'agisse de gastro-entérite ou de turista, l'infection intestinale se traduit souvent par une diarrhée, car le corps essaie de se débarrasser des microbes par les selles. Les intrus en cause sont des germes (salmonelles, colibacilles…), des virus (gastro-entérite) ou des parasites (amibes). On attrape ce genre d'infection soit en buvant de l'eau contaminée, soit en ingérant des aliments infectés, soit parce que l'on est en contact avec des personnes atteintes. Attention en cas d'infection intestinale rapportée d'un pays chaud; la majorité sont banales, mais certaines peuvent être graves.

La formule

Charbon végétal . . . . *150 mg*
Argile blanche . . . . *150 mg*
3 gélules par jour, entre les repas.

Pourquoi ces principes actifs?

- Les substances qu'ils contiennent adsorbent les toxines, les virus et tout autre « indésirable » pour les évacuer.

Le conseil en plus

- L'antibiothérapie est très rarement nécessaire. Elle doit cependant être mise en œuvre rapidement si les signes ne disparaissent pas rapidement.

- Mangez du riz blanc cuit à l'eau (ne jetez pas l'eau s'il en reste: buvez-la). Le riz fournit des glucides à faible teneur en fibres qui n'irritent pas les intestins.

- Mangez des carottes.

- Certaines diarrhées sont dues à… l'emploi de laxatifs, ou d'aliments trop riches en fibres (pruneaux, figues…).

- « Si dans une autre vie j'étais une bactérie, je voudrais vivre dans une éponge » notait le professeur Chuck Gerba de l'université de l'Arizona. Les microbes ne sont pas forcément exotiques. Théoriquement, il faudrait nettoyer son réfrigérateur une fois par mois.

- Respectez l'utilisation hygiénique du réfrigérateur.

Infections urinaires récidivantes

Qu'est-ce que c'est ?

Cystites, infections urinaires aiguës ou récidivantes sont des problèmes fréquents chez la femme. Calculs rénaux et mictions problématiques sont plutôt le lot des messieurs. Unisexes, la colibacillose urinaire, la présence d'albumine dans les urines, l'énurésie (« pipi au lit »), l'oligurie (diminution de l'excrétion urinaire)... Dans la plupart des cas, notamment de cystite, l'intensité de la douleur est sans relation avec la gravité, et il est très rare d'avoir besoin de recourir aux antibiotiques. Cependant, retenez que les troubles doivent disparaître très rapidement (dans les deux ou trois jours), sinon il faut consulter un médecin sans attendre.

La formule

Huile essentielle de thym .... *1 goutte*
Huile essentielle de sarriette .... *1 goutte*
Sur comprimés neutres
2 à 3 comprimés par jour pendant 8 à 10 jours par mois, puis espacer les cures.

Alterner avec 30 gouttes dans de l'eau 3 fois par jour d'extrait de pépins de pamplemousse, merveilleux « antibiotique naturel ».

Pourquoi ces principes actifs ?

- L'huile essentielle de sarriette contient du carvacrol, un antiseptique particulièrement puissant.

- L'huile essentielle de thym contient du thymol, un antibiotique naturel.

Le conseil en plus

- Buvez, buvez et buvez. Un grand « drainage » permettra à votre organisme d'évacuer les bactéries responsables de l'infection. Il faut boire au moins 2 litres en cas de cystite, mais uniquement de l'eau (ou des tisanes ou du thé), pas de soda ni de jus de fruits, ni évidemment d'alcool.

- Limitez la consommation de produits laitiers.

- Les récidives de cystite sont favorisées par les rapports sexuels, si l'on ne boit pas assez d'eau ou en cas de mauvaise hygiène de vie.

- ATTENTION : en cas de rétention urinaire (impossibilité totale d'uriner), rendez-vous le plus vite possible aux urgences, et cessez immédiatement de boire.

Insectes (piqûres d')

Qu'est-ce que c'est ?

Les insectes représentent 85 % du monde animal avec 930 000 espèces différentes, dont 320 000 insectes piqueurs. On a donc toutes les chances d'en croiser un jour ou l'autre… En France, les moustiques représentent la population la plus courante, on en trouve tout de même 50 espèces ! Mais beaucoup d'autres insectes profitent de la belle saison pour s'ébattre dans l'herbe à nos côtés, et nous laisser de cuisants souvenirs. Pire, sous les Tropiques, les moustiques sont les principaux vecteurs du paludisme.

Les formules

• La formule répulsive

Huile essentielle de géranium . . . . }
Huile essentielle d'eucalyptus globulus . . . . . }
Huile essentielle de lavandin . . . . } *aa qsp 60 ml*
Huile essentielle de citronnelle . . . . }
Huile essentielle d'orange. . . . . }

Quelques gouttes sur une ampoule que l'on allume ensuite, ou dans un diffuseur (il faut une source de chaleur pour que les huiles essentielles se volatilisent).

• La formule qui apaise

Huile essentielle d'eucalyptus citronné . . . . *2 ml*
Huile essentielle de pelargonium asperum
(géranium rosat). . . . . *2 ml*
Huile essentielle de citronnelle . . . . *2 ml*
Huile essentielle de menthe poivrée . . . . *2 ml*
Huile végétale. . . . . *qsp 30 ml*

Appliquer 2 gouttes de ce mélange sur les zones à soulager (sur piqûres de guêpes, de moustiques, d'abeilles…).

Pourquoi ces principes actifs ?

- Toutes les essences de la formule répulsive ont une odeur dont les moustiques (et la plupart des autres insectes) ont horreur !

- L'huile essentielle d'eucalyptus citronné est anti-inflammatoire et calmante.

- Celle de pelargonium est antifongique et antibactérienne.

- Celle de citronnelle est à la fois préventive (pour éviter de se refaire piquer !) et curative.

- Celle de menthe calme la douleur provoquée par la piqûre.

Le conseil en plus

- La plupart des piqûres sont plus pénibles que dangereuses.

- Si vous voyagez en zone tropicale, le meilleur moyen de vous protéger reste la moustiquaire.

- Attention au risque d'allergie grave, voire mortelle, en cas de piqûre de guêpe, d'abeille ou de frelon.

- Les tiques transmettent la maladie de Lyme. Elles se jettent sur nous lorsque nous marchons dans les bois, surtout en Alsace, dans les Vosges et en Europe centrale. Consultez en cas de fièvre ou de fatigue inexpliquée.

Insomnie

Qu'est-ce que c'est ?

« L'insomnie, c'est pas une vie », était le slogan de l'Institut du sommeil et de la vigilance. C'est vrai que ce trouble du sommeil ne recouvre rien de vraiment précis, et qu'il n'est quantifiable que par les répercussions sur la vie quotidienne : irritabilité, agressivité, mauvaise humeur, baisse de mémoire, fatigue, tension musculaire, troubles du comportement alimentaire, répercussions sur la vie socio-professionnelle...

Lorsque la qualité ou la quantité de sommeil sont insuffisantes pour reposer le corps et l'esprit, on est insomniaque. Et comme ces paramètres sont éminemment variables d'une personne à l'autre, il est difficile d'instaurer des normes. Tout ce que l'on sait, c'est que 95 % de la population en souffrent un jour ou l'autre. 70 % des insomniaques restent passifs parce qu'ils considèrent leur trouble comme mineur.

Les formules

• Difficultés d'endormissement : la formule du marchand de sable

Extrait sec de passiflore .... *70 mg*
Extrait sec de valériane .... *80 mg*
Extrait sec d'escholtzia .... *80 mg*
Extrait sec de lotier corniculé .... *70 mg*
1 gélule au dîner, 1 ou 2 au coucher.

• Cauchemars, réveils nocturnes

Extrait sec d'aubépine .... *70 mg*
Poudre d'avoine .... *80 mg*
Extrait sec d'escholtzia .... *70 mg*

Extrait sec de passiflore . . . . *80 mg*
1 gélule au dîner, 1 au coucher.

- **Insomnie de l'enfant**

Extrait fluide de ballote. . . . . *30 ml*
Extrait fluide de coquelicot . . . . *30 ml*
Extrait hydroglycériné d'escholtzia. . . . . *60 ml*
Pour un flacon de 120 ml.
40 gouttes dans une infusion de tilleul au coucher.

- **Bain sédatif**

Huile essentielle de clémentine ou de mandarine . *10 gouttes*
Huile essentielle de cyprès . . . . *10 gouttes*
Huile essentielle de lavandin. . . . . *10 gouttes*
Base pour bains . . . . *30 ml*
Se plonger dans le bain avant le coucher, au calme, pendant au moins 20 minutes.

- **Sevrage aux hypnotiques**

Extrait sec de passiflore . . . . *150 mg*
Extrait sec d'aubépine. . . . . *150 mg*
2 gélules au dîner, 2 au coucher + 1/2 dose d'hypnotique pendant 2 semaines, puis

2 gélules au dîner, 2 au coucher + 1/4 dose d'hypnotique pendant 2 semaines, puis

2 gélules au dîner, 2 au coucher pendant seulement un mois, puis

1 gélule au dîner et 1 au coucher.

Pourquoi ces principes actifs ?

- La passiflore contient des alcaloïdes et des flavonoïdes antistress, qui préparent à l'endormissement en supprimant l'angoisse et le stress accumulés au cours de la journée. Elle prolonge le sommeil d'une heure ou deux (si tel est votre besoin).

- La valériane contient de l'acide valérianique et des valépotriates ; ces composés induisent le sommeil exactement comme les hypnotiques chimiques (médicaments).

- L'escholtzia (coquelicot de Californie) contient des alcaloïdes ainsi que des sédatifs non narcotiques : il favorise l'endormissement tout en préparant un réveil facile. Il permet un sommeil paisible et réparateur, et évite les cauchemars.

- L'aubépine et le lotier possèdent une action sédative sur le système nerveux central.

- L'avoine est particulièrement indiquée en cas d'insomnie liée au surmenage intellectuel, ou chez les personnes hyperémotives.

- La ballote favorise l'endormissement des anxieux ; c'est une plante dénuée de toxicité.

- Le coquelicot exerce une action douce sans accoutumance.

- Toutes les huiles essentielles de la formule pour « bains » favorisent la détente et le bien-être ; elles préparent à un sommeil réparateur.

Le conseil en plus

- Les plantes et les médecines douces devraient toujours être utilisées en première intention, et si possible avant qu'une insomnie chronique ne s'installe.

- Les sédatifs classiques sont à réserver aux cas désespérés, réfractaires à tout autre traitement. Ils ne sont pas dénués d'effets secondaires.

- Comme l'insomnie est souvent liée au stress, on ne la considère pas comme une « vraie » maladie. Alors que ses répercussions sur la vie quotidienne sont bien réelles, et qu'elle est désormais classée dans les maladies dites « de santé publique ». Nombre d'accidents du travail ou de la route lui sont imputables, par exemple. Soignez votre stress s'il y a lieu!

- Peut-être faut-il chercher pourquoi vous êtes insomniaque et ne pas vous contenter d'attendre que le sommeil revienne. Si vous avez des problèmes au travail ou à la maison, essayez de les régler, sinon vous ne retrouverez pas une vie sereine.

Junior (équilibre)

Qu'est-ce que c'est ?

Un sommeil de qualité (c'est pendant ce temps que l'hormone de croissance est produite), une alimentation sans carence (sinon gare au retard de croissance, aux allergies et aux troubles psychiques), une activité physique et intellectuelle satisfaisante (pour un bon développement du corps et de l'esprit), un bon équilibre affectif (indispensable, complètement indispensable)…

La recette pour une croissance harmonieuse n'est pas si compliquée. Mais les besoins sont tels et les apports pas toujours en adéquation, qu'une formule « coup de pouce » est souvent bien vécue par les parents et par les enfants eux-mêmes. N'oubliez pas qu'elle ne remplacera jamais une écoute attentive, si votre enfant a besoin de s'exprimer.

Les formules

• **L'incontournable**

Vitamine C . . . . *50 mg*
Gluconate de zinc . . . . *10 mg*
Gluconate de calcium . . . . *150 mg*
Vitamine B1 . . . . *10 mg*
Vitamine B9 . . . . *0,2 mg*
Gluconate de magnésium . . . . *50 mg*
Lécithine de soja . . . . *50 mg*
2 gélules par jour.

• **Pour les enfants qui s'alimentent mal**

Vitamine C naturelle . . . . *100 mg*
Vitamine E . . . . *10 mg*
Bêta-carotène . . . . *2500 µg*

Gluconate de zinc. . . . . *15 mg*
Vitamine B1 . . . . *15 mg*
Vitamine B9. . . . . *0,2 mg*
Gluconate de magnésium. . . . . *50 mg*
Gluconate de calcium . . . . *100 mg*
1 gélule matin et soir.

• **Pour grandir plus !**

L-arginine. . . . . *2,5 g*
L-ornithine . . . . *2,5 g*
2 cuillères à café de poudre diluées dans un verre d'eau, le soir au coucher.

Pourquoi ces principes actifs ?

- La vitamine C améliore l'immunité. Elle protège des rhumes, des rhino-pharyngites à répétition. Elle diminue la nervosité, rend de meilleure humeur, procure un bon équilibre émotionnel.

- Le zinc augmente l'appétit, la vitesse de croissance et intervient dans la fabrication des hormones.

- Le calcium est indispensable à la formation des os et des dents.

- La vitamine B1 améliore les capacités d'apprentissage et d'adaptation sociale.

- La vitamine B9 augmente la concentration et la confiance en soi ; elle améliore l'humeur.

- Le magnésium est essentiel au tonus musculaire et à l'équilibre nerveux.

- La lécithine de soja est source de phosphore, bien utile comme coup de pouce pour le travail scolaire.

- Les deux acides aminés de la formule « grandir » sont des précurseurs de l'hormone de croissance, dont le pic de sécrétion est la nuit (d'où la prise le soir).

Le conseil en plus

- Il est prouvé que dans les familles de « petits », les associations de vitamines et de minéraux peuvent faire gagner 1 cm par an, soit 4 à 5 cm en tout. La maturité est supérieure, l'enfant dort mieux, les pulsions agressives sont diminuées… bref, tout va mieux.

- Attention à la télévision qui incite à ne plus parler, et à ne plus se parler. Les parents doivent évidemment montrer l'exemple.

- Un enfant a d'autant plus besoin de ce type de complément alimentaire qu'il est soumis à des infections fréquentes.

Libido (femmes)

Qu'est-ce que c'est ?

La libido, c'est la force qui nous maintient en vie. Son expression sexuelle est certes fondamentale, mais elle se manifeste de multiples autres façons. Comme par exemple le potentiel d'autoguérison chez un malade, la capacité de concentration chez un candidat au bac ou d'effort physique chez un sportif en compétition. La libido, en quelque sorte, est l'envers de la dépression. Aux antipodes d'une quelconque « pilule miracle » du sexe, la formule ci-dessous recharge la sexualité en profondeur, redonne une belle énergie indispensable à l'élan amoureux, se fait l'architecte patient de votre désir.

Les formules

- **Pour tous les âges**

L-arginine .... *50 mg*
Yam .... *50 mg*
Extrait sec de damania .... *50 mg*
Poudre de germe de blé .... *50 mg*
Gluconate de magnésium .... *100 mg*
Gluconate de zinc .... *100 mg*
Huile essentielle de menthe poivrée .... *1 goutte*
Huile essentielle de gingembre .... *1 goutte*
2 gélules matin et soir pendant un mois.

- **Spéciale femmes ménopausées**

Poudre d'isoflavones de soja .... *25 mg*
Extrait sec de yam .... *25 mg*
Extrait sec de dong quai .... *25 mg*
Extrait sec de damania .... *25 mg*
L-arginine .... *50 mg*
Vitamine B3 .... *20 mg*

Vitamine E . . . . *5 mg*
Vitamine B9 . . . . *100 µg*
Gluconate de magnésium. . . . . *25 mg*
Gluconate de calcium . . . . *50 mg*
Pidolate de zinc . . . . *5 mg*
Vitamine B5 . . . . *25 mg*
Lécithine de soja. . . . . *25 mg*
2 gélules matin et soir.

Pourquoi ces principes actifs ?

- Le damiana augmente le désir et la puissance sexuelle : c'est un aphrodisiaque végétal.

- Le magnésium est essentiel à l'équilibre nerveux.

- Le germe de blé apporte toutes les vitamines B, importantes elles aussi pour un bon équilibre nerveux.

- Le zinc est le minéral du sexe.

- La menthe et le gingembre sont des toniques sexuels.

- La L-arginine est un acide aminé précurseur de l'hormone de croissance ; cette hormone est impliquée dans le tonus en général, et la forme sexuelle en particulier. Cet acide aminé augmente la sensibilité des zones érogènes.

- Le yam participe à l'équilibre hormonal ; c'est un bon tonifiant général.

- Les isoflavones de soja ont une légère action œstrogénique ; ils participent donc à l'équilibre sexuel de la femme.

- Le dong quai contient des phyto-œstrogènes.

- La vitamine B3 participe à la production d'histamine, indispensable à l'orgasme.

- La vitamine E est indispensable à la vitalité et au tonus.

- La vitamine B9 participe à l'oxygénation des tissus.

- Le magnésium et le calcium sont anti-stress.

- Le zinc et la vitamine B5 sont de bons anti-stress spécifiques à l'acte sexuel.

- La vitamine B1 du germe de blé lutte contre l'anxiété.

- La lécithine de soja favorise l'impulsion de la libido, la naissance du désir dans le cerveau.

Le conseil en plus

- L'homéopathie, les fleurs de Bach ou les huiles essentielles bien choisies peuvent trouver leur place complémentaire pour vous remettre sur les rails du désir.

- Si seule votre sexualité est en déroute, peut-être avez-vous un problème de dialogue avec votre partenaire ? Si vous êtes fatiguée d'une façon générale, cherchez les causes et traitez-les (fatigue physique, psychique, stress, ménopause, déprime ?).

- Chez certaines femmes, la pilule gomme le désir.

Libido (troubles de la)

Qu'est-ce que c'est?

Le sexe est certainement l'aventure la plus magique du couple. Toute de délices et d'euphorie, elle ressource et entretient l'amour. Un avant-goût du paradis! Mais la réalité est loin d'être aussi pittoresque, puisque seuls 3 couples sur 10 seraient heureux sexuellement. Les baisses de libido peuvent avoir plusieurs origines qui aboutissent parfois à l'impuissance. 40 % sont dues à la fatigue et au stress, 20 % à des problèmes émotionnels, et 40 % à une pathologie fonctionnelle.

Avant de se ruer sur des molécules chimiques non dénuées d'effets secondaires, essayez des formules performantes et naturelles qui ont fait leurs preuves. Rappelez-vous cependant que sans désir, il n'y a pas de miracle...

Les formules

• L'incontournable

Extrait sec de damiana aphrodisiaca. . . . . *50 mg*
Extrait sec d'avoine. . . . . *50 mg*
Extrait sec de menthe poivrée. . . . . *50 mg*
Poudre de berce . . . . *50 mg*
Poudre de muirapuama . . . . *50 mg*
Poudre de kola. . . . . *50 mg*
Vitamine B1. . . . . *0,5 mg*
Gluconate de zinc. . . . . *10 mg*

2 gélules par jour pendant 1 mois, ou 3 gélules avant toute relation sexuelle.

• Formule 2 : pour les personnes dont le taux d'hormone de croissance est faible

L-arginine. . . . . *150 mg*

L-ornithine . . . . *150 mg*
Pour une gélule n° 120
4 gélules par jour, le soir. (Les dosages biologiques sont indispensables pour connaître son taux d'hormone de croissance.)

• Formule 3 : création, conduction et réalisation du désir
Poudre de yam . . . . *70 mg*
Poudre de damania . . . . *70 mg*
Poudre de ginseng . . . . *70 mg*
Vitamine B1 . . . . *25 mg*
Vitamine E . . . . *5 mg*
Vitamine PP . . . . *10 mg*
O.P.C. de raisin . . . . *5 mg*
L-arginine . . . . *50 mg*
3 gélules par jour pendant 10 jours, puis 2 gélules par jour.

• Formule 4 : fatigue sexuelle
Extrait sec de gingembre . . . . *80 mg*
Pidolate de zinc . . . . *20 mg*
L-arginine . . . . *100 mg*
L-histidine . . . . *100 mg*
3 gélules avant l'acte.

• Huile de massage
Huile essentielle d'ylang-ylang . . . . *2 ml*
Huile essentielle de cannelle de Chine . . . . *2 ml*
Huile végétale . . . . *qsp 60 ml*
Massage aphrodisiaque, à effectuer sur et sous les pieds, et sur la colonne vertébrale.

• Bain qui éveille les sens
Huile essentielle d'ylang-ylang . . . . *10 gouttes*
Huile essentielle de romarin . . . . *5 gouttes*
Huile essentielle de vétiver . . . . *5 gouttes*
Dans une base pour bains . . . . *30 ml*

Rester dans le bain pendant un bon quart d'heure (pas d'eau trop chaude, ça ramollit!), puis terminer par une douche froide au niveau des mollets.

Pourquoi ces principes actifs?

- Le damiana, l'avoine, la berce et le muirapuama sont des végétaux qui augmentent le désir et la force sexuelle.

- Le kola et la menthe sont des plantes toniques sur le plan général.

- La L-arginine et la L-ornithine sont des acides aminés précurseurs de l'hormone de croissance; cette hormone est impliquée dans le tonus en général, et la forme sexuelle en particulier. On retrouve 80 % de l'arginine dans le liquide séminal. L'histidine est impliquée dans la vasodilatation, indispensable à la réalisation de l'acte.

- Le yam (dioscorea) est riche en phytostérols, précurseur hormonal, testostérone-like (qui agit comme la testostérone).

- Le ginseng est une plante adaptogène, qui aide à s'adapter aux situations.

- La vitamine B1 lutte contre le stress face à l'acte sexuel; elle permet une recharge nerveuse lorsqu'on est « à plat ».

- La vitamine E est antioxydante. Elle protège les parois des artères et des veines, permettant une bonne circulation sanguine (indispensable à l'acte sexuel).

- La vitamine PP, comme les OPC de raisin, permet une vasodilatation correcte grâce à la libération d'histamine, une substance utile pour l'acte sexuel.

- Le zinc participe à la fabrication de sperme et stimule le fonctionnement des organes génitaux.

- Le gingembre contient des gingérols aux vertus

aphrodisiaques, qui améliorent la fertilité et augmentent le volume et la qualité du sperme.

Le conseil en plus

- Il faut toujours traiter rapidement le problème lorsqu'il survient, surtout à partir de la cinquantaine. Sinon, le risque est d'évoluer vers un vieillissement sexuel qu'aucune potion magique ne pourra enrayer.

- Avec le stress, le tabac est le pire ennemi de la virilité et du désir (l'excès d'alcool arrive juste derrière).

- Si vos problèmes sexuels sont plutôt psychologiques ou en relation avec le stress, reportez-vous à ce mot.

- Certains médicaments sont de véritables tue-l'amour. C'est le cas des anxiolytiques et antidépresseurs pris à long terme, de la pilule pour certaines femmes, des hypotenseurs et des bêta-bloquants, de certains anticholestérol et diurétiques, ou encore de certains traitements contre les troubles de la prostate. Et certaines personnes cumulent plusieurs de ces médicaments…

- Une alimentation mal choisie peut avoir une influence néfaste considérable. La bonne pioche, ce sont les aliments crus, les fruits de mer, les céréales complètes, les légumineuses.

Lumbago

Qu'est-ce que c'est ?

Aussi bien nommé « le tour de rein », le lumbago laisse des souvenirs. Cette douleur aiguë avec une sensation de blocage survient brutalement, dans une certaine position, et peut s'éterniser pendant quelques jours. Soit l'un de vos disques lombaires déclare forfait, à la manière d'une « entorse », soit (c'est plus rare), une articulation se bloque.

Véritable cri de souffrance du dos, le lumbago impose d'adopter de toute urgence une bonne « hygiène lombaire », surtout si l'on ne veut pas qu'il se transforme en sciatique… Si les lumbagos se suivent et se ressemblent, il faut malheureusement craindre une détérioration grave du disque en question, et éventuellement une hernie discale.

Les formules

• **L'incontournable**

Huile essentielle de genévrier . . . . *1 ml*
Huile essentielle de lavandin . . . . *0,5 ml*
Huile essentielle de ravensare . . . . *0,5 ml*
Alcool camphré . . . . *50 ml*
Alcoolat de romarin . . . . *qsp 125 ml*
Application en massage léger.

• **Formule préparation pour bain**

Huile essentielle de térébenthine . . . . *10 ml*
Huile essentielle de pin . . . . *10 ml*
Huile essentielle de romarin . . . . *10 ml*
Base pour bains . . . . *qsp 120 ml*
2 cuillères à soupe par bain chaud (38 °C). Y séjourner 20 minutes avant le coucher.

Pourquoi ces principes actifs ?

- L'huile essentielle de genévrier facilite l'évacuation des toxines, soulage les courbatures.

- Celle de lavandin chasse les tensions musculaires et articulaires.

- Celles de ravensare et de pin « dérouillent » les articulations.

- L'alcool camphré est révulsif.

- L'alcoolat de romarin refroidit les articulations enflammées ou gonflées.

- La térébenthine ouvre les capillaires et permet à tous les principes actifs cités d'agir.

Le conseil en plus

- Trouvez immédiatement une position qui soulage la douleur. Alitez-vous ou reposez-vous de toute façon.

- La pratique d'un sport doux, tel que la natation, est vivement recommandée pour entretenir les muscles du dos et du ventre. Ceci en dehors de la crise douloureuse, bien sûr.

Mal des transports

Qu'est-ce que c'est?

Les nausées peuvent être provoquées par tant de choses qu'il est impossible d'en faire la liste. Un aliment peut être en cause, mais aussi un médicament, une maladie, une odeur, l'évocation de l'hôpital, un stress particulier, etc. Le mal des transports est probablement l'une des situations problématiques les plus classiques. Mal de mer, de l'air, de route, ou encore nausées dans les manèges, l'origine est la même: le cerveau n'arrive pas bien à gérer les informations différentes qu'il reçoit sur tout ce paysage en mouvement. Préparez-vous à être malade si vous ressentez des étourdissements, si vous vous mettez à transpirer tout en devenant blême.

La formule

Extrait sec de gingembre .... *140 mg*
Extrait sec de fumeterre..................... *140 mg*
Trituration homéopathique:
- Cocculus 4 CH .... }
- Tabacum 4 CH. .... } *aa qsp 20 mg*
- Nux vomica 4 CH. .... }
- Petroleum 4 CH .... }

Pourquoi ces principes actifs?

- La fumeterre et le gingembre sont des plantes cholagogues et cholérétiques, c'est-à-dire qu'elles provoquent et augmentent la sécrétion biliaire.

- En homéopathie, Cocculus et Tabacum sont les incontournables du voyage, Nux vomica agit sur les nausées d'origine alimentaire, et Petroleum est indiqué si vous prenez le bateau.

Le conseil en plus

- Évitez les odeurs fortes, notamment de cuisine : essayez de trouver de l'air frais. C'est le message principal : il faut absolument respirer librement, et ne pas se recroqueviller par terre, au fond de la voiture, dans les odeurs de moteur.

- Allongez-vous dans la mesure du possible.

- En cas de mal des transports, évitez d'en « rajouter » : ne fumez pas, ne restez pas en section « fumeur » dans les transports en commun.

- Ne lisez pas, ne bougez pas, détendez-vous.

- Évitez l'alcool, qui perturbe lui aussi le cerveau.

- Voyagez de nuit, afin de ne pas voir le paysage. Ne voyagez pas fatigué, les risques d'être malade sont majorés.

- Rappelez-vous que même si vous avez l'impression de mourir, le mal des transports n'est absolument pas grave. Donc il va passer, c'est déjà ça. Mais quand ?

Mauvaise haleine

Qu'est-ce que c'est ?

Si on ne vous regarde jamais en face lorsqu'on vous parle, ou s'il y a toujours de la place autour de vous dans les transports en commun aux heures de pointe, peut-être souffrez-vous de mauvaise haleine. Et peut-être êtes-vous déjà au courant…

Dans la grande majorité des cas, le problème vient d'une mauvaise hygiène dentaire : la plaque se développe, et les bactéries qui prolifèrent joyeusement sont à l'origine des odeurs indésirables. Si de plus vous fumez ou buvez régulièrement de l'alcool, tout se complique. Mais parfois, le trouble vient d'ailleurs : infection ORL ou digestive, problème à l'estomac, ou encore affection de la bouche non diagnostiquée.

La formule

Extrait sec de chlorophylle . . . . 300 mg
Huile essentielle de girofle . . . . 1 goutte
1 gélule après chaque repas riche en ail, oignon, échalote. Ou dans la journée lorsque le besoin s'en fait « ressentir », notamment lors des périodes de restriction calorique ou de jeûne.

Pourquoi ces principes actifs ?

- La chlorophylle est un déodorant naturel de tout le corps.

- La girofle est un antiseptique et un antimycosique de la cavité buccale.

Le conseil en plus

- Évitez les substances à problème : café, tabac (sous toutes ses formes), alcool, ail, curry…

- Évitez le sucre et toutes les sucreries, ou brossez-vous les dents après chaque ingestion sucrée. Si vous mangez des bonbons, préférez-les à la menthe !

- Insistez sur les fruits et légumes crus.

- Buvez suffisamment d'eau.

- Brossez-vous les dents au minimum deux fois par jour, l'idéal étant après chaque repas (même minime!). En revanche, évitez l'utilisation systématique des bains de bouche. Une flore buccale en bon état est parfaitement capable d'effectuer son travail de nettoyage.

- Certaines odeurs particulières d'haleine signent un état de santé préoccupant. Un taux d'urée élevé confère des senteurs d'ammoniaque, un diabète mal équilibré, des senteurs d'acétone, une insuffisance hépatique, une haleine qui sent le poisson…

Mémoire (troubles de) – Cure « super-neurones »

Qu'est-ce que c'est?

La mémoire n'est pas qu'un gigantesque fichier de souvenirs et de connaissances. Sans elle, une vie normale n'est tout simplement plus possible. La mémoire n'est pas une activité « unique », c'est un ensemble de processus qui s'effectuent dans le cerveau, grâce au travail des neurones. Elle est au carrefour de la cognition (fonction du langage, de la reconnaissance), de l'affectivité (motivation, sentiments), des sens (vision, audition...)... Bref, les mémoires, puisque nous en hébergeons de différentes sortes, sont toutes riches et complexes.

Mauvaise nouvelle: plus de la moitié de la population s'en plaint, et en réalité, nous sommes près de 100 % à avoir certains « ratés ». Bonne nouvelle: la majorité des troubles de la mémoire n'ont rien d'irréversible. On peut même la « booster » en cas de préparation à un examen par exemple.

Les formules

• **L'incontournable**

L-glutamine. . . . . *100 mg*
Lécithine de soja . . . . *100 mg*
Gingko biloba . . . . *100 mg*
2 gélules le matin + 2 le midi.

• **Le « pack » nutrithérapie (préparation aux examens)**

Phosphatidylcholine . . . . *50 mg*
L-glutamine. . . . . *50 mg*
L-tyrosine . . . . *50 mg*
Extrait sec de gingko biloba. . . . . *50 mg*
Vitamine C. . . . . *50 mg*

Vitamine B6 .... *10 mg*
Orotate de magnésium .... *50 mg*
3 à 6 gélules par jour, lors des repas.

+

L-tyrosine .... *200 mg*
Levure de bière.......... *100 mg*
3 gélules au coucher.

• **Formule personnes âgées**
Phosphatidylsérine .... *50 mg*
Phénylalanine .... *25 mg*
L-glutamine.......... *50 mg*
L-tyrosine .... *50 mg*
Gingko biloba .... *30 mg*
Gluconate de fer.......... *1 mg*
Germe de blé.......... *50 mg*
Acétyl L-carnitine.......... *50 mg*
2 à 4 gélules par jour.

• **Formule circulation cérébrale**
Extrait sec de gingko.......... *150 mg*
Extrait sec de pervenche.......... *150 mg*
2 gélules matin et soir.

Pourquoi ces principes actifs ?

- La L-glutamine est un acide aminé surnommé le « combustible cérébral ». Elle lutte contre l'excès d'ammoniaque dans le cerveau, substance qui ralentit son fonctionnement.

- La L-tyrosine se transforme en dopamine et noradrénaline, qui favorisent la vigilance, la vivacité d'esprit et la mémoire.

- La lécithine de soja stimule la sécrétion de neurotransmetteurs. Elle est semblable aux constituants des membranes des neurones.

- Le ginkgo biloba améliore la microcirculation sanguine (petits vaisseaux du cerveau).

- La phosphatidylsérine est vitale pour l'énergie cérébrale ; elle freine la baisse des performances intellectuelles.

- La phosphatidylcholine est de la lécithine pure. Elle est le précurseur direct de l'acétylcholine qui permet la propagation de l'influx nerveux d'une cellule à l'autre. En d'autres termes, elle affûte la vigilance.

- La L-phénylalanine participe au bon fonctionnement des neurotransmetteurs.

- Le germe de blé apporte toutes les vitamines B, cofacteurs des réactions biochimiques pour le travail des neurones.

- La pervenche contient de la vinpocétine, qui améliore la microcirculation.

- La levure de bière apporte toutes les vitamines B, utiles pour le cerveau.

- Le magnésium et la vitamine B6 participent au métabolisme énergétique et à l'équilibre nerveux.

Le conseil en plus

- Pensez à associer cette formule à un complexe antioxydant, comprenant au minimum du zinc, du sélénium, de la taurine, du bêta-carotène, des vitamines C et E.

- Il faut entretenir sa mémoire. Faites l'effort de retenir des choses plutôt que de vous précipiter sur votre agenda pour les noter.

- Évitez de faire plusieurs choses à la fois : concentrez-vous sur ce que vous faites, et essayez de trouver une motivation.

- Les cours de type « gym mémoire » sont souvent très bien faits : n'hésitez pas à suivre un stage. Ça marche vraiment.

- Ne pas se dire « à cause de quoi j'oublie », prendre conscience que c'est à cause de soi.

Ménopause

Qu'est-ce que c'est ?

La jeunesse, l'insouciance, c'était… il y a une seconde. Mais la ménopause approche déjà. Ni une maladie ni une catastrophe, il s'agit simplement de l'incapacité pour une femme de procréer.

Les bouleversements hormonaux, au passage, provoquent une multitude de troubles annexes qui peuvent aller de simplement gênants à franchement invalidants. C'est l'arrêt total des règles qui marque le début de la ménopause, qui signifie bouffées de chaleur, fatigue, stress, prise de poids, peau sèche, risque d'atteinte cardiaque augmenté, densité osseuse réduite…

Pour éviter de médicaliser cette étape physiologique normale, et traiter le plus naturellement possible les symptômes désagréables, essayez la formule ci-dessous.

Les formules

• L'incontournable

Extrait sec de feuilles de sauge . . . . 30 mg
Poudre d'isoflavones de soja . . . . 50 mg
Extrait sec de yam . . . . 30 mg
Vitamine B1 . . . . 30 mg
Vitamine C . . . . 100 mg
Vitamine E . . . . 10 mg
Levure au sélénium. . . . . 35 mg
Gluconate de zinc . . . . 5 mg
1 gélule matin et soir.

• La spéciale « femmes au bord de la crise de nerfs »

Extrait sec de houblon. . . . . 50 mg
Extrait sec de sauge. . . . . 50 mg

Poudre d'armoise . . . . *50 mg*
Isoflavones de soja. . . . . *35 mg*
Yam . . . . *115 mg*
2 gélules par jour (1 le matin, 1 le soir).

Pourquoi ces principes actifs ?

- Le houblon confère tranquillité et bien-être en période de ménopause. Cette plante s'oppose aux états dépressifs et anxieux.

- La sauge protège des bouffées de chaleur. Elle lutte aussi contre la frigidité (et l'impuissance).

- L'armoise est anti-rétention d'eau. Elle limite le gonflement des seins et la prise de poids. Mais elle évite aussi les troubles du caractère !

- Les isoflavones de soja (graines) sont à la base du traitement hormonal naturel de la ménopause. Ils corrigent les déficits en œstrogènes, et donc s'opposent aux bouffées de chaleur, à la rétention d'eau ainsi qu'à la sécheresse vaginale. Ils préviennent l'ostéoporose et les cancers hormono-dépendants.

- Le yam (racine) est un tonique général. C'est un phytomodulateur hormonal, c'est-à-dire qu'il maintient un certain équilibre entre les œstrogènes et la progestérone. Par ailleurs, il sensibilise les organes cibles aux hormones végétales.

- La vitamine B1 protège le système nerveux.

- La vitamine C et le sélénium sont des antioxydants, anti-âge généraux.

- Le zinc est le minéral des organes sexuels et de la peau.

Le conseil en plus

- La ménopause n'est PAS une maladie. Souvenez-vous-en, quoi qu'on vous dise.

- La supplémentation hormonale doit être évaluée soigneusement, au cas par cas. Seul un endocrinologue appréciera l'intérêt de telle hormone dans votre cas précis. Les œstrogènes et la progestérone ne font pas tout : peut-être avez-vous besoin de DHEA ? Ou d'autres hormones ? Seul un bilan hormonal pourra vous renseigner.

Migraine

Qu'est-ce que c'est ?

La migraine a le don de gâcher la vie de 10 % de la population, et plus particulièrement des femmes… et les médicaments traditionnels celui de nous faire perdre espoir. C'est une affection sans gravité mais chronique, qui se traduit par l'apparition brutale d'une douleur battante, souvent cantonnée à la moitié du crâne, qui peut durer jusqu'à 48 heures.

La crise peut s'accompagner de troubles visuels (migraine ophtalmique) et de nausées. L'accès douloureux est souvent précédé de petits signes prémonitoires : fatigue, manque d'appétit. Il ne faut pas confondre la migraine et les céphalées de tension. Ces dernières se distinguent par le caractère bilatéral de la douleur (on a mal partout dans la tête) qui n'est pas battante. De plus, son apparition est progressive.

Les origines de la migraine sont mal identifiées, même si l'on connaît de nombreux facteurs déclenchants : stress, certains aliments, facteurs hormonaux… Aucun ne peut être tenu comme seul responsable. Un vrai casse-tête !

Les formules

• L'incontournable

Extrait sec de partenelle. . . . . 100 mg
DL-phénylalanine . . . . 100 mg
Gluconate de magnésium. . . . . 100 mg
En crise, 2 à 10 gélules par jour selon les besoins.

• En prévention

Extrait sec de partenelle. . . . . 200 mg
Gluconate de magnésium. . . . . 100 mg

3 gélules par jour, en cure de 2 à 3 mois, jusqu'à ce que les crises de migraine soient moins fortes et moins fréquentes.

• **Migraines d'origine hépatique (crise)**
Extrait sec de partenelle. . . . . *200 mg*
Extrait sec de radis noir . . . . *50 mg*
DL-phénylalanine . . . . *50 mg*
En crise : 2 à 10 gélules par jour, selon les besoins.

• **Migraines d'origine hépatique (prévention)**
Extrait sec de partenelle. . . . . *200 mg*
Extrait sec de radis noir . . . . *100 mg*
3 gélules par jour en cures prolongées.

Pourquoi ces principes actifs ?

- La partenelle (grande camomille) bloque la libération de sérotonine, responsable des contractions et dilatations des artères cérébrales à l'origine de la douleur.

- La phénylalanine est un acide aminé qui augmente le seuil de tolérance à la douleur.

- Le magnésium est relaxant.

- Le radis noir est efficace contre l'insuffisance hépatique et biliaire.

Le conseil en plus

- Prenez vos gélules le plus rapidement possible, dès l'arrivée des signes prémonitoires pour enrayer la crise.

- Les troubles émotionnels peuvent déclencher les crises. Essayez de rester zen.

- Recherchez toujours le calme, l'isolement et l'obscurité pour faire passer plus vite une crise.

Mycoses vaginales

Qu'est-ce que c'est ?

Si le Candida albicans se contentait de vivre en harmonie avec nos muqueuses, il serait un hôte tout à fait sympathique. Mais cette levure, qui se développe à une vitesse stupéfiante dès qu'un déséquilibre survient, peut devenir une véritable hantise. Lorsqu'on est en forme, le Candida reste en réserve, surveillé de près par notre service d'ordre spécialisé : les bacilles de Döderlein. Mais qu'une maladie survienne, même un simple rhume, ou que l'on prenne la pilule ou des antibiotiques, ou encore en cas de choc psychologique, et le voilà qui s'infiltre dans notre intimité. Comme il adore la chaleur, l'humidité et l'acidité, c'est le vrai bonheur.

Son intrusion provoque des démangeaisons parfois intolérables, des brûlures sur toute la zone, une sécheresse vaginale… et certaines femmes ne parviennent plus à se traiter. En effet, les ovules « classiques », parfaitement efficaces en cas de mycoses épisodiques, s'essoufflent à la longue, tandis que les huiles essentielles suivantes sont toujours efficaces, et évitent les récidives.

La formule

Huile essentielle de melaleuca . . . . 1 goutte
Huile essentielle de cannelle de Chine . . . . 1 goutte
Huile essentielle de clou de girofle. . . . . 1 goutte
Huile essentielle de niaouli . . . . 1 goutte
Huile essentielle de thym à linalol . . . . 1 goutte
Extrait fluide de calendula. 1 ml
Ovule
Mettre un ovule tous les soirs pendant 10 jours, après la toilette avec un savon à pH alcalin.

Prendre par voie orale 30 gouttes d'extrait de pépins de pamplemousse diluées dans un verre d'eau 3 fois par jour pendant ces 10 jours.

Pourquoi ces principes actifs ?

- Le melaleuca est antifongique, anti-inflammatoire et immunostimulant. Il s'oppose au Candida et au Trichomonas.

- La cannelle est anti-candidose et anti-colibacillose.

- Le girofle est un anti-infectieux gynécologique.

- Le niaouli est anti-infectieux et antifongique.

- Le thym à linalol agit contre les infections candidosiques.

- Le calendula est antiseptique et anti-inflammatoire.

- Le pépin de pamplemousse a, entre autres, de merveilleuses propriétés antifongiques.

Le conseil en plus

- Les traitements antibiotiques sont les pires ennemis de la flore vaginale. Leur objectif est de détruire tout ce qu'ils rencontrent, et nos soldats anti-Candida sont décimés au passage. Comme les champignons sont insensibles aux antibiotiques, ils prolifèrent. Bien sûr, ne cessez pas votre traitement antibiotique, mais accompagnez-le des ovules proposés dans la formule ci-dessus.

- L'excès d'hygiène est le principal problème à combattre. Un vagin en bon état est « autonettoyant » et nécessite juste une toilette biquotidienne externe. Surtout pas de produits décapants, de douches internes ou autres injections à l'aide de « poires ».

- Ne confondez pas mycose et irritation. De nombreuses démangeaisons sont dues à l'emploi d'un savon inadapté pour la toilette intime. Si vous y êtes sensible, optez pour des produits adaptés, type Lactacyd Femina, que vous utiliserez au quotidien. Les savons « normaux » ne conviennent pas à toutes les femmes.

- Les ovules contraceptifs sont antiseptiques et très acides : n'en utilisez pas trop fréquemment.

- Le sang est un excellent milieu de culture. Pour changer vos tampons (au minimum toutes les 3 heures), vos mains doivent toujours être impeccables !

- Ne portez pas de vêtements trop serrés : l'air doit circuler partout !

- Attention aux lessives et aux adoucissants. Mal rincés, ils peuvent provoquer des déséquilibres.

- Le sperme peut provoquer des démangeaisons en raison de son pH (7). Pas grand-chose à faire, en dehors d'utiliser une capote…

- Utilisez éventuellement un ovule lorsque vous allez à la piscine.

- Évitez de manger trop de sucre : il crée une acidité propice au développement du Candida. Évitez aussi les aliments contenant des levures (fromages, bière, vin, cidre, champignons, vinaigre…).

- Limitez ou évitez les laitages.

- Utilisez un préservatif lors de vos rapports sexuels.

Nervosité

Qu'est-ce que c'est ?

Nous connaissons tous des personnes nerveuses. Elles sont stressées, hyperactives, parfois « désordre », ont des impatiences dans les jambes (typique de certains ados). La nervosité n'est pas une maladie en soi, mais les gens nerveux sont souvent malheureux de l'être, et fatiguent leur entourage…

Les formules

- **L'incontournable**

Extrait sec d'aubépine . . . . *100 mg*
Extrait sec de passiflore . . . . *50 mg*
Glycérophosphate de magnésium . . . . *100 mg*
Lithothame . . . . *100 mg*
Vitamine B6 . . . . *5 mg*
6 gélules par jour, à répartir en 3 prises.

- **La spéciale « tendance spasmophile »**

Glycérophosphate de magnésium . . . . *100 mg*
Gluconate de calcium . . . . *200 mg*
6 gélules par jour.

- **En gouttes**

Extrait fluide d'aubépine . . . . }
Extrait fluide de passiflore . . . . } *aa qsp 125 ml*
Extrait fluide de ballote . . . . }
40 gouttes dans un verre d'eau, 2 à 3 fois par jour + au coucher.

- **Formule pour enfants**

Extrait hydroglycériné d'aubépine . . . . }
Extrait hydroglycériné de passiflore . . . . . . } *aa qsp 125 ml*

40 gouttes dans un verre d'eau le matin, au goûter et au dîner.

- **Formule pour l'atmosphère ambiante**

Huile essentielle d'orange douce . . . . *10 ml*
Huile essentielle de lavande . . . . *10 ml*
Huile essentielle de clémentine . . . . *10 ml*
Alcool à 90 ° . . . . *qsp 60 ml*

Ou

Huile essentielle de mandarine . . . . *10 ml*
Huile essentielle de petit-grain . . . . *15 ml*
Huile essentielle d'ylang-ylang . . . . *5 ml*
Alcool à 90 ° . . . . *qsp 60 ml*

Déposer quelques gouttes du mélange choisi dans un diffuseur électrique, ou sur une petite soucoupe posée sur un radiateur.

Pourquoi ces principes actifs ?

- Le magnésium est le minéral de l'équilibre nerveux.

- La vitamine B6 aide à fixer le magnésium dans les cellules.

- L'aubépine, la passiflore et la ballote sont des plantes à visée sédative, anxiolytique, relaxante, non somnifère.

- Le lithothame est une algue riche en calcium particulièrement bien assimilé (le calcium est aussi indispensable que le magnésium pour l'équilibre émotionnel).

Le conseil en plus

- Le grand air et le sport sont absolument indispensables !

Ongles cassants

Qu'est-ce que c'est?

Faites-vous partie des deux tiers des femmes et des hommes qui se plaignent de leurs ongles cassés, striés ou dédoublés? Certaines personnes n'ont jamais aucun problème avec leurs ongles, même lorsqu'elles ont un travail manuel… Il y a donc là une injustice génétique. Mais les mauvais traitements sont aussi légion, et il ne faut pas s'étonner si les ongles font alors grise mine.

À la question: « faut-il s'occuper de ses ongles », la réponse est clairement non. Il faut juste veiller à ne pas modifier leur équilibre. Autant dire que les innombrables vernis, le tabac, une mauvaise alimentation… ne les rendront pas forcément appétissants. Quant aux produits à appliquer sur les ongles cassants, mous, etc., il ne faut pas en attendre de miracle, puisque, encore une fois, la beauté vient de l'intérieur… Une cure interne sera bien plus efficace.

Les formules

• L'incontournable

Poudre de levure de bière .... 100 mg
Extrait sec d'ortie .... 100 mg
Poudre d'alfalfa .... 100 mg

6 gélules par jour pendant 10 jours, puis 3 gélules par jour.

• Mycose des ongles

Huile essentielle de melaleuca................. 5 ml
Extrait de pépins de pamplemousse .... qsp 30 ml

Appliquez une goutte 2 ou 3 fois par jour sur l'ongle atteint et massez-le, ainsi que la zone autour. Ce traitement peut être avantageusement complété par une prise de 20 gouttes d'extrait de pépins de pamplemousse trois fois par jour dans un peu d'eau.

Pourquoi ces principes actifs ?

- La partie aérienne de l'ortie contient des vitamines B, de la silice, du zinc…

- Le suc des feuilles de l'alfalfa est très riche en vitamines, minéraux et acides aminés.

- La levure de bière contient des protéines, des acides aminés essentiels, des vitamines B et des minéraux.

- Tous ces éléments favorisent la pousse et la solidité de l'ongle.

Le conseil en plus

- Les taches blanches n'ont aucun rapport avec un manque de calcium. Ce sont simplement de petites bulles d'air qui apparaissent à la suite de microchocs.

- Les ongles courts sont toujours préférables.

- Les ongles cassants sont souvent le reflet d'une simple déshydratation. Buvez, donc ! Mais surtout, ils n'arrivent sans doute pas à retenir l'eau par manque de gras. Peut-être détruisez-vous trop fréquemment le film lipidique en plongeant vos mains dans des liquides ménagers ?

- Évitez absolument les dissolvants à l'acétone.

- Trempez de temps à autre vos ongles dans un mélange d'huile d'olive et de jus de citron.

Ostéoporose

Qu'est-ce que c'est ?

L'ostéoporose est une perte d'os anormalement rapide. Elle survient chez une femme sur quatre après la ménopause. Au cours de cette maladie, l'os se fragilise car la trame protéique est moins dense, et il en résulte des douleurs, des tassements vertébraux ou des fractures.

Il ne faut pas confondre cette perte pathologique (jusqu'à 3 % de perte de la masse osseuse par an) avec la perte « normale » de 0,5 à 1 % qui commence dès la quarantaine. Cependant, chaque cas est spécifique. On peut arriver à la ménopause avec une bonne ossature, perdre 15 % de son squelette et afficher tout de même une plus grande masse osseuse qu'une jeune femme sédentaire, fumeuse et qui prend souvent des antibiotiques.

Les formules

• L'incontournable (1)

Poudre de bambou .... *150 mg*
Vitamine A .... *2 500 µg*
Vitamine D .... *66 UI*
Poudre de lithothame .... *150 mg*

3 gélules par jour. En cures de 2 mois, espacées de 2 mois.

• L'incontournable (2)

Carbonate de calcium .... *150 mg*
Poudre de prêle .... *100 mg*
Vitamine D .... *0,3 mg*
Vitamine E .... *5 mg*

1 gélule matin et soir.

Alterner les formules 1 et 2.

Pourquoi ces principes actifs ?

- Le bambou et la prêle sont très riches en silicium, qui intervient dans la synthèse du collagène et donc dans la reconstitution du cartilage. Ces végétaux optimisent l'absorption des vitamines et minéraux.

- Le lithothame est une algue riche en calcium, magnésium, fer, oligoéléments. Elle réduit l'acidité de l'organisme, responsable de l'inflammation.

- Le calcium permet une recharge générale du tissu osseux.

- La vitamine D aide à l'absorption et à la fixation du calcium.

- La vitamine E est antioxydante; elle protège les cellules osseuses.

Le conseil en plus

- La prévention la plus efficace est l'exercice physique. Il faut pratiquer tout au long de la vie un sport, et mieux vaut s'y mettre tard que jamais. Plus vous fabriquez de muscles, plus vous fabriquez d'os pour les porter.

- Ne faites pas une fixation sur les produits laitiers comme apport de calcium. Ils ne sont qu'une source parmi d'autres aliments. Seul le yaourt est presque unanimement reconnu comme bon pour les os (et la santé). Tous les autres produits laitiers (y compris le lait) sont controversés.

- Mangez des agrumes, des choux, des baies, des fruits secs, du brocoli, de l'oignon… Tous ces végétaux ont montré qu'ils protégeaient l'os.

- Réduisez la consommation de sodium (sel, charcuterie,

conserves, soupes en sachet, plats préparés industriels...), de protéines, de café, d'alcool.

- Une étude en cours montre que l'eau thermale de Dax améliore l'ostéoporose.

Peau grasse

Qu'est-ce que c'est?

Si la fée qui s'est penchée sur votre berceau vous a donné une peau grasse, vous la garderez toute votre vie. Si, en revanche, la peau devient grasse brusquement, il y a un problème.

La peau grasse sécrète plus de sébum que les autres. C'est un problème jusqu'à la ménopause: l'adolescence peut se dérouler sous une avalanche permanente de boutons et de points noirs, le maquillage ne tient pas, les pores sont dilatés, le grain n'est pas fin.

Le côté positif, c'est que cette peau-là est plus résistante, elle vieillit mieux et moins vite que les autres. En fait, elle devient presque « normale » tandis que les autres peaux se battent contre la sécheresse.

La formule

Extrait sec de bardane. . . . . 150 mg
Extrait sec de pensée sauvage . . . . 150 mg
Gluconate de zinc. . . . . 25 mg
Vitamine B6 . . . . 30 mg
Vitamine H (biotine) . . . . 40 µg
1 gélule matin et soir, en cure de 2 mois. Chez les jeunes filles, 2 gélules par jour pendant les 10 jours qui précèdent les règles.

Pourquoi ces principes actifs?

- La bardane est dépurative et antiseptique.

- La pensée sauvage contient des tanins aux propriétés astringentes; elle freine la sécrétion sébacée de la peau.

- Le zinc est le minéral des phanères (peau, cheveux, ongles). Il fonctionne avec la B6.

- La vitamine H régénère l'épithélium (peau).

Le conseil en plus

- Le sébum produit en excès, on n'y peut rien ou pas grand-chose. Ce qu'on peut éviter, c'est que les choses n'empirent. Une alimentation sucrée et grasse n'arrange rien, le stress déclenche souvent une production de sébum, certains médicaments ne sont pas innocents non plus.

- Évitez de vous exposer au soleil. Sur le moment, les choses semblent s'améliorer, mais par la suite… c'est pire.

- Les soins de la peau sont très importants. Les ados ont tendance à décaper leur peau à grand renfort de savons, dans l'espoir que le sébum disparaîtra comme par magie. C'est vrai pendant quelques minutes, mais la vengeance est toujours sévère, et la production de sébum est augmentée. Il faut donc nettoyer régulièrement sa peau, mais en douceur. Les pains sans savon sont tout indiqués, ainsi que les produits (lotions, crèmes désincrustantes) adaptés. En tout cas, sûrement pas le savon de Marseille…

- Les masques à l'argile sont recommandés.

Peau relâchée – Teint terne

Qu'est-ce que c'est?

Sur une peau qui n'est pas encore trop marquée par le temps, un petit coup d'éclat est idéal et crée une illusion presque parfaite. Mais attention! Comme toutes les illusions, l'effet n'est qu'apparent et passager, il ne dure que quelques heures: attention aux douze coups de minuit!

La formule

Huile essentielle de lavandin................ *50 gouttes*
Huile essentielle de géranium rosat .... *50 gouttes*
Huile essentielle de vétiver .... *50 gouttes*
Huile de germe de blé .... *qsp 30 ml*
Procéder à un massage du visage chaque soir avec ce mélange.

Pourquoi ces principes actifs?

- Le géranium est un tonique cutané.

- Le vétiver s'oppose à la mauvaise mine et à la peau flasque.

- L'huile de germe de blé contient de la vitamine E anti-oxydante.

- Le lavandin revitalise les épidermes relâchés et redonne de l'éclat à la peau.

Le conseil en plus

- Ne fumez pas. Le tabac inonde la peau de radicaux libres et réduit la microcirculation cutanée.

- Protégez votre peau du soleil. Les UV entraînent la formation de radicaux libres qui pénètrent le derme et détruisent les fibres élastiques.

- Une alimentation déséquilibrée réduit l'apport en vitamines et minéraux, indispensables pour lutter contre les radicaux libres. Mangez équilibré et varié.

- Le stress crée des désordres qui participent à l'usure de l'organisme.

- La pollution asphyxie la peau, qui se fragilise et se déshydrate. Protégez-la avec une crème qui fait écran. Le soir, nettoyez votre peau, même si vous n'étiez pas maquillée. Lorsqu'elle est encrassée, les échanges cellulaires sont ralentis.

Pied d'athlète (mycose du pied)

Qu'est-ce que c'est ?

Le pied d'athlète est une maladie de peau localisée entre les orteils. Elle est caractérisée par des fissures plus ou moins profondes. Les grands responsables sont des champignons microscopiques, mais certains germes peuvent aussi déclencher les symptômes. On l'appelle aussi *athletic foot* ou *Hong Kong disease.*

Ce sont surtout les sportifs qui en souffrent, ainsi que toutes les personnes qui portent des chaussures favorisant la transpiration.

Les formules

• L'incontournable

Huile essentielle de melaleuca. . . . . 1 ml
Huile essentielle de citron . . . . 1 ml
Extrait de pépins de pamplemousse . . . . 10 ml
Base pour bains. . . . . qsp 125 ml
Ajoutez une cuillerée à soupe de ce mélange dans de l'eau. Faites un bain de pieds chaque soir avant le coucher.

• Formule 2

Huile essentielle de melaleuca alternifolia . . . . 5 ml
Huile essentielle de thymus vulgaris à thuyanol. . . . . . 5 ml
Huile essentielle de palmarosa . . . . 10 ml
Quelques gouttes sur les pieds et/ou les parties atteintes du corps.

Pourquoi ces principes actifs ?

- L'huile essentielle de melaleuca et l'extrait de pépins de pamplemousse sont particulièrement antimycosiques.

- Le citron, bien qu'acide, alcalinise le terrain, le rendant défavorable au développement fongique.

- L'huile essentielle de palmarosa est antifongique et antibactérienne.

Le conseil en plus

- Il faut prolonger le traitement au moins 15 jours après la guérison.

- Choisir un savon alcalin pendant tout le temps du traitement (qui peut durer plusieurs semaines selon l'ancienneté de la mycose), et continuer à l'utiliser pendant les 15 jours qui suivent.

- L'eau des bains de pieds ne doit pas être trop chaude. Une eau à 37 °C est suffisante.

- L'hygiène des pieds doit être rigoureuse. Attention aux surinfections.

- Porter des sandales en plastique à la piscine.

Pollution

Qu'est-ce que c'est ?

La pollution, qu'elle soit chimique ou naturelle, nuit gravement à la santé. Les pesticides, les nitrates de l'eau, la pollution atmosphérique, les agressions radioactives (y compris lors de traitements)…, la pollution sous toutes ses formes atteint l'organisme, et l'on cerne de mieux en mieux ses effets nocifs. À moins d'habiter dans les coins les plus reculés de la planète, et encore, nous sommes tous amenés à la subir.

Les personnes qui vivent ou travaillent dans un environnement particulièrement pollué augmentent sérieusement le risque de développer des maladies, qui peuvent être mortelles à terme. En dresser la liste serait fastidieux, d'autant que les lésions produites dépendent de chaque type de polluant. Protéger son organisme en renforçant ses défenses semble représenter le « minimum syndical » de la prise en charge.

La formule

Taurine . . . . *120 mg*
L-cystéine . . . . *30 mg*
L-méthionine . . . . *30 mg*
Poudre d'ail . . . . *20 mg*
Extrait de radis noir . . . . *20 mg*
Sélénium . . . . *100 µg*
Gluconate de zinc . . . . *10 mg*
Vitamine B6 . . . . *40 mg*
Vitamine B9 . . . . *120 µg*
1 gélule lors d'un repas.

Pourquoi ces principes actifs ?

- Ces principes actifs s'opposent aux pollutions de différentes origines : tabagisme, alcoolisme, atmosphère polluée. La formule protège l'organisme contre les maladies dégénératives que les poisons environnants peuvent entraîner.

Le conseil en plus

- Il faut respecter impérativement les conseils de sécurité correspondant à chaque type d'activité, de métier à risque, etc. Par exemple, les artisans ne devraient jamais peindre dans un local sans aération, les personnes asthmatiques doivent éviter de s'exposer aux polluants lors des pics de pollution, etc.

Prostate

Qu'est-ce que c'est?

Jusqu'à 60-65 ans, les hommes se soucient de leur prostate comme de l'an 40. Lorsqu'elle commence à se manifester, en raison de bouleversements hormonaux, ils la découvrent et, selon les médecins, franchissent à ce moment la barrière entre « jeunesse » et « vieillesse ». Les implications psychologiques ne sont pas minces!

L'hypertrophie bénigne de la prostate (HBP) se traduit par une augmentation du volume de la glande. Peu à peu, elle prend de la place et gêne l'évacuation de l'urine. Total: il faut plusieurs « passages » aux toilettes pour vider totalement la vessie, il faut se relever la nuit, etc. Tout cela est certes problématique, mais rarement grave, et les formules ci-dessous viennent à bout de ces difficultés. Et vous repassez du « bon » côté de la barrière...

D'ailleurs, rassurez-vous: les médecins constatent de plus en plus d'HBP chez des hommes de moins de 50 ans, et même certains trentenaires particulièrement stressés la découvrent à leurs dépens.

Les formules

• L'incontournable (1)

Extrait sec de pygeum africanum . . . . 100 mg
Extrait sec de busserole . . . . 100 mg
Gluconate de zinc. . . . . 10 mg
Pollen . . . . 50 mg
Glycérophosphate de magnésium. . . . . 50 mg

2 à 3 gélules par jour. À alterner ou (mieux) à associer avec:

• **L'incontournable (2)**
Extrait sec de tomate . . . . *100 mg*
Isoflavones de soja . . . . *100 mg*
Racine de yam . . . . *100 mg*
Vitamine E . . . . *10 mg*
1 gélule par jour.

Alterner les 2 formules, qui sont complémentaires.

Pourquoi ces principes actifs ?

- La busserole draine les voies urinaires. Elle est aussi décongestionnante.

- Le pygeum, ou prunier d'Afrique, améliore le confort prostatique.

- Le zinc est le minéral de l'appareil génital.

- Le magnésium est un décongestionnant pelvien.

- Le pollen est un anti-inflammatoire de la prostate.

- La tomate contient du lycopène, une substance antioxydante spécifique de la prostate.

- La vitamine E est antioxydante.

- Les isoflavones de soja sont des phyto-œstrogènes qui rétablissent l'équilibre hormonal.

- Le yam contient de la diosgénine, qui sensibilise les organes cibles (ici, la prostate) à l'action des phyto-œstrogènes. Il représente une bonne protection contre l'évolution vers le cancer.

Le conseil en plus

- Manger moins de graisses animales. Notamment, supprimer les viandes fumées et/ou grillées, ainsi que les laitages.

- Modérer sa consommation d'alcool.

- Consommer plus d'huile de colza, de noix, de lin ou de poisson, riche en omega-3.

- Consommer de l'huile de pépins de courge (en magasin diététique).

- Consommer du lait de soja.

- Suivre des cures de Saw Palmetto, une plante qui empeche la transformation de testostérone en dihydrotestostérone, et donc, qui protège du cancer de la prostate.

Psoriasis

Qu'est-ce que c'est ?

Le psoriasis est une maladie de peau fréquente, qui se caractérise par l'éruption de plaques plus ou moins étendues. Ces lésions siègent surtout sur le dos, mais peuvent en réalité apparaître sur l'ensemble du corps, y compris sur la paume des mains ou la plante des pieds, ou même sur le cuir chevelu et les muqueuses.

L'origine de cette maladie est inconnue, même si l'on sait que l'hérédité joue un grand rôle dans son apparition. Les poussées sont souvent déclenchées par un facteur indépendant, tel qu'un choc psychologique, une maladie quelconque (y compris un rhume), la prise de médicaments (surtout le lithium ou un bêta-bloquant), le stress… Les traitements classiques proposés peuvent soulager temporairement mais sont insuffisants et souvent agressifs.

La formule

Vitamine B8 . . . . *1 mg*
Gluconate de zinc. . . . . *10 mg*
Extrait sec de bardane. . . . . *100 mg*
Extrait sec de salsepareille . . . . *100 mg*
Extrait sec de pensée sauvage . . . . *100 mg*
3 gélules par jour.

Pourquoi ces principes actifs ?

- La vitamine B8 régénère l'épiderme.

- La bardane, la salsepareille, la pensée sauvage sont antiseptiques et dépuratives.

- Le zinc est le minéral des phanères (peau, ongles, cheveux).

Le conseil en plus

- Le thermalisme donne de bons résultats. Il est à essayer rapidement, surtout chez l'enfant.

- On ne peut pas traiter de psoriasis sans suivi psychologique.

- Il faut enrichir son alimentation en poissons et légumes frais, et la compléter avec des capsules d'huiles de poissons riches en omega-3.

- Supprimer tous les produits laitiers.

Règles (troubles des)

Qu'est-ce que c'est?

Les règles obéissent à des subtilités hormonales qui conduisent à certains ratés. Ainsi, même de simples déséquilibres entraînent un manque d'oxygénation de l'utérus, et donc une plus grande concentration de certaines substances appelées prostaglandines. Ces dernières sont responsables des douleurs mais aussi des nausées, des vomissements ou des diarrhées que ressentent de nombreuses femmes. Ces signes peuvent être englobés dans un syndrome plus large: le syndrome prémenstruel (voir ce mot). Quant aux règles insuffisantes ou au contraire hémorragiques, il s'agit là encore de déséquilibres hormonaux, qui dans la majorité des cas cèdent aux thérapeutiques naturelles.

Les formules

• **Formule 1 : règles douloureuses et insuffisantes**

Extrait sec de persil . . . . *50 mg*
Extrait sec de sauge (feuille) . . . . *50 mg*
Poudre d'armoise (feuille) . . . . *50 mg*
Extrait sec de houblon (cônes) . . . . *50 mg*

3 gélules par jour pendant la 2e partie du cycle.

• **Formule 2 : règles douloureuses trop abondantes**

Extrait sec de chardon-Marie . . . . *100 mg*
Extrait sec de sauge . . . . *100 mg*
Extrait sec de houblon (cônes) . . . . *100 mg*

3 gélules par jour, du 15e jour au début des règles.

• **Formule 3 : syndrome prémenstruel**

Poudre d'armoise . . . . *50 mg*
Extrait sec de sauge . . . . *50 mg*

Vitamine B6 . . . . *50 mg*
Gluconate de magnésium. . . . . *50 mg*
3 gélules les 15 derniers jours du cycle.

+

Des capsules d'huile d'onagre
(enrichie en vitamine E) . . . . *500 mg*
4 capsules par jour (même période).

Pourquoi ces principes actifs ?

- La sauge contient des phyto-œsotrogènes qui régularisent le cycle. Ces substances s'opposent aux règles irrégulières, insuffisantes ou douloureuses.

- L'armoise est riche d'une huile essentielle anti-rétention d'eau, anti-prise de poids. Elle diminue le gonflement des seins, l'irritabilité, facilite l'écoulement du flux. Par ailleurs, l'armoise apaise les douleurs abdominales pendant les menstruations, et régularise le cycle s'il est irrégulier ou que le flux est insuffisant.

- Le houblon contient des hormones végétales, anti-règles douloureuses.

- Le persil est emménagogue, c'est-à-dire qu'il provoque le déclenchement des règles.

- Le chardon-Marie est un hémostatique naturel (il stoppe l'écoulement de sang).

- Le magnésium est un équilibrant nerveux.

- La vitamine B6 aide à fixer le magnésium.

- L'huile d'onagre est riche en omega-6, des acides gras précurseurs de prostaglandines anti-inflammatoires. Ses propriétés en font un précieux allié contre les ballonnements abdominaux dus à la rétention d'eau, contre les migraines et les troubles du caractère, contre la tension mammaire et les douleurs de type « crampe », dans le ventre comme au niveau des reins.

Le conseil en plus

- Des cures d'huile d'onagre ou de bourrache, riches en substances « neutralisant » les prostaglandines (pro-inflammatoires), sont extraordinairement efficaces.

- Pour soulager la douleur du bas-ventre, pensez à la chaleur : une bouillotte d'eau chaude sur le point douloureux peut faire des miracles.

Rétention d'eau

Qu'est-ce que c'est?

Au lieu d'être éliminée normalement par les urines, l'eau présente dans le sang passe dans les tissus qui s'engorgent. L'organisme a tendance à la stocker sous forme d'œdèmes, plus ou moins esthétiques, plus ou moins douloureux. Pire: ce phénomène favorise l'apparition de la culotte de cheval et de la cellulite, tant redoutées... En outre, ce survolume hydrique oblige le cœur à travailler plus dur, et peut concourir à provoquer une hypertension.

La chaleur, l'insuffisance veineuse et le syndrome prémenstruel favorisent le phénomène de rétention d'eau, très fréquent chez les femmes.

Pour se débarrasser de cette eau en excès, il faut faire appel à des diurétiques, qui augmentent le volume des urines.

Les formules

Extrait fluide d'orthosiphon . . . . }
Extrait fluide de queue de cerise . . . . } *aa qsp 250 ml*
Extrait fluide de reine-des-prés . . . . }
3 cuillères à soupe à mélanger à une bouteille d'eau minérale; boire le mélange en 24 heures.

Pourquoi ces principes actifs?

- L'orthosiphon possède une forte activité diurétique: il élimine l'eau, les chlorures, l'urée, l'acide urique...

- Les flavonoïdes et les sels de potassium de la queue de cerise lui confèrent également une action diurétique: cette plante « nettoie » l'ensemble de l'organisme et évacue les toxines accumulées dans le corps.

- La reine-des-prés facilite l'élimination rénale de l'eau, ainsi que la résorption des œdèmes douloureux car elle possède des vertus anti-inflammatoires.

Le conseil en plus

- Les médicaments diurétiques chimiques sont à utiliser avec la plus grande précaution. Ils peuvent provoquer une anomalie des taux sanguins (baisse du sodium, augmentation ou diminution du potassium), des réactions allergiques ou même un diabète.

- Les plantes diurétiques ont l'avantage de n'être pas dangereuses et de ne pas provoquer de fuite de potassium. Cependant, la formule ci-dessus, même si elle ne contient que des plantes, doit elle aussi être utilisée avec discernement, c'est-à-dire avant tout en période courte (4 ou 5 jours). Il faut diminuer les doses en fonction de l'amélioration, et cesser dès la guérison.

- Les femmes peu musclées courent plus le risque de « gonfler » que les autres. Mettez-vous au sport. La natation, notamment, par un effet d'osmose (l'eau attire l'eau), est indiquée.

- Le premier réflexe en cas de rétention d'eau (jambes lourdes notamment) est de s'interroger sur sa consommation de sel. Si celle-ci paraît très importante, il faut la diminuer de façon drastique.

- N'arrêtez surtout pas de boire de l'eau sous prétexte que vous l'éliminez mal !

- Lors de la préménopause, la rétention d'eau est plus fréquente. En effet, la progestérone, une hormone légèrement diurétique, est moins sécrétée. Tandis qu'après la ménopause, cette rétention est plutôt due à la mauvaise qualité des parois des veines (des veines en mauvais état sont plus perméables et laissent « fuir » l'eau vers les tissus voisins). Dans les deux cas, il y a une solution naturelle: voir formules pour la circulation du sang et pour la ménopause.

- La thalassothérapie et le thermalisme sont tout indiqués. D'ailleurs, l'eau en général vous fera du bien : baignades en mer, en piscine, jacuzzi (pas trop chaud !) sont vos alliés.

- Les massages sont efficaces, notamment le drainage lymphatique. Pratiqué par un kiné, il est remboursé par la Sécurité sociale, à condition d'être prescrit par votre médecin.

- Évitez les sports à « à-coups » comme le tennis.

Rhumatismes

Qu'est-ce que c'est ?

Nous regroupons sous ce vocable toutes les affections douloureuses, aiguës ou chroniques, qui gênent le bon fonctionnement de l'appareil locomoteur. Ils peuvent être dus à une infection (arthrite gonococcique), à une inflammation (polyarthrite rhumatoïde, lupus), à des cristaux (goutte), à l'usure (arthrose, hernie discale), à une atteinte périarticulaire (tendinite, bursite)… Les origines sont si diverses que les personnes parlent finalement de « douleurs », tout simplement.

La formule

• **L'incontournable**

Extrait sec d'harpagophytum . . . . *60 mg*
Lithothame poudre . . . . *60 mg*
Extrait sec de saule . . . . *60 mg*
Extrait sec de cassis . . . . *60 mg*
Extrait sec de reine-des-prés . . . . *60 mg*
Prendre 4 gélules par jour.

• **Spéciale « personnes âgées »**

Glucosamine sulfate . . . . *150 mg*
Chondroïtine sulfate . . . . *150 mg*
Poudre de curcuma . . . . *50 mg*
Vitamine C . . . . *100 mg*
Pidolate de manganèse . . . . *0,3 mg*
Sélénium sur levure (30 µg) . . . . *25 mg*
6 gélules par jour (2 le matin, 2 le midi et 2 le soir) pendant les repas.

Cette formule est à associer à 2 capsules d'omega-3 par jour (1 le midi, 1 le soir, au cours des repas).

Pourquoi ces principes actifs ?

- L'harpagophytum est anti-inflammatoire, analgésique et il améliore la mobilité et la souplesse articulaires.

- Le lithothame est une algue riche en calcium, magnésium, fer, oligoéléments. Elle réduit l'acidité de l'organisme responsable de l'inflammation.

- Le saule blanc et la reine-des-prés contiennent des dérivés salicylés, précurseurs de l'aspirine. Ils luttent donc contre la douleur et l'inflammation.

- Les feuilles de cassis sont anti-inflammatoires, notamment pour soulager les articulations (celles du genou surtout).

- La glucosamine et la chondroïtine réduisent l'inflammation, les douleurs et les raideurs. Ils reconstituent le tissu cartilagineux.

- Le curcuma est anti-inflammatoire et antioxydant.

- La vitamine C participe à la synthèse du collagène, donc à la construction du tissu osseux. Elle est aussi antioxydante et anti-inflammatoire.

- Le manganèse est indispensable à la synthèse des tissus conjonctifs.

Le conseil en plus

- En dehors des crises qui peuvent être fort douloureuses et interdire tout mouvement, essayez de conserver une activité sportive. Celle-ci n'abîme par les cartilages, au contraire, à condition bien sûr d'être mesurée et, si possible, « portée » (natation, vélo).

- Pensez aux cures thermales spécifiques, notamment à Dax, qui ont soulagé des malades ne sachant plus vers quelle thérapeutique se tourner.

- Attention aux médicaments habituels (corticoïdes, anti-inflammatoires, aspirine) qui peuvent, à la longue, s'avérer non seulement inefficaces mais aussi dangereux.

- Si vous avez des kilos en trop, essayez de les perdre. En douceur, SVP, et avec l'aide d'un nutritionniste. Ne vous lancez surtout pas dans des régimes express qui vous parlent d'un « avant », d'un « après », mais omettent de vous raconter l'après-« après » c'est-à-dire les kilos que vous allez obligatoirement reprendre.

- Consommez des acides gras omega-3 à raison de 3 g par jour. Cela signifie soit que vous mangez tous les jours du poisson gras (saumon, hareng, anguille...), soit que vous troquez votre huile d'assaisonnement contre un mélange de colza et d'olive (minimum 3 cuillères à soupe par jour), soit que vous prenez des capsules d'omega-3.

- En revanche, revoyez à la baisse vos apports en acides gras saturés, que l'on trouve notamment dans les viandes, lait et fromages. Ils déclenchent la fabrication de substances inflammatoires.

- Essayez de déterminer si certains aliments déclenchent des crises et éliminez-les. Ce peut être le cas des produits laitiers, des œufs ou des tomates, notamment.

Rhume des foins et allergies respiratoires

Qu'est-ce que c'est ?

Chaque année, au printemps, ça recommence. Nez qui coule, palais qui gratte, yeux larmoyants, éternuements qui réveillent et « arrachent » les poumons. Saisonnières, certaines allergies reviennent quand tout devrait aller pour le mieux : les oiseaux chantent, le soleil brille, les arbres verdissent et... les pollens volent.

Souvent, l'organisme, saturé de stress, de nourritures trop riches et de toxiques divers accumulés pendant l'hiver, ne supporte plus le moindre intrus en son sein. Un bête pollen déclenche ainsi une réaction disproportionnée. D'accord, il existe des médicaments antihistaminiques, mais ils ne sont pas dénués d'effets secondaires, et l'allergie est justement l'un des grands succès remportés par les médecines douces.

La formule

• **L'incontournable**

Extrait sec de plantain . . . . *200 mg*
Pollantinum 30 CH. . . . . }
Poumon-histamine 15 CH . . . . } *aa qsp 10 mg*
Apis mellifica 15 CH . . . . }
6 gélules par jour jusqu'à amélioration, puis 3 gélules par jour.

Pourquoi ces principes actifs ?

- Le plantain est anti-inflammatoire et antiallergique.

- Substances homéopathiques : le Pollantinum (= pollens) homéopathique provoque l'effet inverse du pollen ;

Poumon-histamine est LE médicament homéopathique anti-allergie ; Apis mellifica s'oppose au gonflement et aux picotements.

Le conseil en plus

- Tapissez vos muqueuses nasales d'une noisette d'Homéoplasmine® avant d'aventurer votre nez dehors.

- Modérez votre consommation de viandes et, surtout, de produits laitiers.

- Si vous avez vraiment besoin d'un médicament anti-histaminique, rien ne vous empêche d'y associer cette formule. L'ensemble fonctionnera en synergie et vous pourrez baisser les doses du premier à court terme.

- Offrez à vos yeux rouges et gonflés de l'eau d'Avène (en brumisateur). Le soulagement est immédiat et les démangeaisons des paupières fortement soulagées.

Rides

Qu'est-ce que c'est?

Avec les années, le visage se modèle et prend du caractère. Focaliser son attention sur les rides est assez nouveau, et il fut un temps où elles n'étaient pas si mal vues. D'ailleurs, on les considère comme « moches » chez les femmes, alors qu'elles conféreraient aux hommes un charme irrésistible! Quoi qu'il en soit, on peut dire qu'à chaque âge ses rides, sachant que la peau perd 6 % de son épaisseur tous les dix ans. À partir de 30 ans, les rides sont toutes fines et faciles à atténuer. De 40 à 50 ans, la peau fabrique moins de collagène, et les signes dits de caractère (sourires, rires, inquiétudes) sont plus visibles. À partir de 50 ans, les variations hormonales installent ces marques, et les rides, véritables cassures de la peau, deviennent difficiles à atténuer. À ce stade, la dégradation de l'élastine dans le derme est importante, et cette perte d'élasticité de la peau n'est pas rattrapable.

La formule

- **Formule antirides (application externe)**

Extrait glycolique de prêle . . . . *10 ml*
Extrait glycolique de centella asiatica . . . . *10 ml*
Extrait fluide de thé vert . . . . *10 ml*
Oligoélément liquide manganèse . . . . *10 ml*
Oligoélément liquide zinc . . . . *10 ml*
Huile de germe de blé . . . . *30 ml*
Huile de bourrache . . . . *30 ml*
Huile d'amande douce . . . . *30 ml*
Huile de carotte . . . . *30 ml*

Appliquer sur le visage et les parties du corps concernées par les rides ou l'affaissement des tissus 2 fois par jour.

Pourquoi ces principes actifs ?

- La prêle est riche en silice, qui participe à la tonicité de la peau.

- Le centella stimule la synthèse du collagène (une substance que nous fabriquons, responsable de l'élasticité et de la fermeté de la peau).

- Le thé vert est antioxydant.

- Le manganèse stimule la synthèse du collagène.

- Le zinc est le minéral de la peau.

- L'huile de germe de blé régénère l'épithélium. Elle contient des vitamines E et B, indispensables pour une bonne hydratation de la peau.

- L'huile de bourrache contient de la vitamine F, qui procure fraîcheur, éclat et velouté à la peau.

- L'huile d'amande douce est nourrissante et hydratante.

- L'huile de carotte contient du bêta-carotène : cet antioxydant permet aussi de conserver un teint coloré, et améliore la qualité du bronzage.

- La vitamine E protège les membranes cellulaires cutanées.

Le conseil en plus

- N'attendez aucun miracle, ni des crèmes antirides (quelles qu'elles soient), ni de la formule ci-dessus. En revanche, vous pouvez compter sur un effet tenseur certain, et en cas d'application dès les premières rides, l'action préventive sera effective.

- L'exposition solaire est le pire ennemi de la peau. Le soleil est responsable de 90 % du vieillissement prématuré de la peau.

- Le tabac accélère le vieillissement de la peau, car il empêche les cellules de s'oxygéner correctement. De plus, la peau des fumeurs est grise et terne, ce qui renforce l'impression de vieillissement.

- Une mauvaise alimentation est le facteur de risque n° 3. Une étude menée à Melbourne montre qu'on obtient d'aussi bons résultats en mangeant plus de fruits, de légumes et d'huile d'olive qu'en s'appliquant des crèmes anti-rides… et le tout coûte beaucoup moins cher. Ces aliments s'opposent en fait, par le biais de différentes substances, à la fabrication de radicaux libres produits par le soleil. À l'inverse, le beurre, la viande et les sucreries favorisent l'apparition des rides. Cela n'empêche pas les soins locaux avec la formule ci-dessus, qui hydrate et nourrit une peau qui en a bien besoin.

- La DHEA donne de bons résultats, et c'est même l'une des premières raisons pour laquelle les femmes souhaitent un traitement. La prescription est indispensable, et vous ne retirerez rien de la DHEA si vous n'en avez pas besoin : un dosage biologique s'impose.

Sciatique

Qu'est-ce que c'est ?

La sciatique est une douleur irradiant le long du trajet du nerf sciatique et/ou de ses racines. La cause est souvent une compression des racines nerveuses émergeant entre la 4e et la 5e lombaire. Dans ce cas, la douleur atteint la face postérieure de la cuisse, la face externe de la jambe, le dos du pied, le gros orteil. Si la 1re racine sacrée est touchée, la douleur atteint le mollet, le talon, la plante et le bord externe du pied. Et si les deux racines sont comprimées, la douleur s'étend de la fesse au pied.

La formule

Extrait sec de cassis . . . . *150 mg*
Extrait sec d'harpagophytum . . . . *150 mg*
4 à 6 gélules par jour jusqu'à amélioration.

Pourquoi ces principes actifs ?

- L'harpagophytum est anti-inflammatoire, analgésique, et il améliore la mobilité et la souplesse articulaires.

- Les feuilles de cassis sont anti-inflammatoires, notamment pour soulager les articulations (celles du genou surtout).

Le conseil en plus

- Le traitement d'une sciatique dépend de sa cause. Dans 90 % des cas, elle guérit médicalement. Seules quelques sciatiques particulières requièrent un traitement chirurgical.

- Il faut impérativement rester au repos si la douleur est intense. Dès que le mouvement est possible (douleurs moins importantes), il faut remuscler les membres inférieurs par des accroupissements.

Senior (équilibre)

Qu'est-ce que c'est?

Les seniors sont actifs et ils le prouvent.

La formule

Levure de bière .... 50 mg
Vitamine C........................... 100 mg
Vitamine E .... 10 mg
Bêta-carotène........................... 5 mg
Gluconate de zinc .... 5 mg
Gluconate de calcium .... 100 mg
Glycérophosphate de magnésium............... 50 mg
Sélénium sur levure........................... 50 µg
2 gélules par jour.

Pourquoi ces principes actifs?

- La levure de bière apporte toutes les vitamines du groupe B afin d'éviter les troubles du cerveau (mémoire, etc.). Elle stimule aussi le système immunitaire, et s'oppose aux troubles circulatoires généraux (phlébite, thrombose...).

- Les vitamines C, E et le bêta-carotène sont des antioxydants. Ils protègent des maladies dégénératives, telles que la cataracte, la maladie d'Alzheimer, les accidents cardiovasculaires ou cérébraux, etc. Au passage, la vitamine C confère de l'énergie, protège des infections et maladies tous azimuts, s'oppose au développement des cancers.

- Les déficiences en zinc provoquent une baisse des défenses immunitaires, une mauvaise cicatrisation, une fonte des muscles, une chute de la testostérone et une faiblesse des spermatozoïdes.

- Les déficiences en calcium accélèrent l'ostéoporose (donc augmentent le risque de souffrir d'une frature) ; elles sont impliquées dans l'hypertension artérielle ainsi que dans le cancer du côlon.

- Les déficiences en magnésium sont corrélées avec la presbyacousie, l'hypertension artérielle, les troubles du rythme cardiaque (arythmie), la mort subite, mais aussi l'ostéoporose et le développement du diabète gras.

- Les déficiences en sélénium augmentent le risque de maladie cardio-vasculaire et de cancer.

Le conseil en plus

- Veillez à l'équilibre alimentaire entre les acides gras omega-3 et omega-6 : du poisson gras (maquereau, anguille, saumon) plusieurs fois par semaine et de l'huile de colza, de noix et d'olive (à la place du beurre) protègent des maladies cardio-vasculaires, des cancers, des maladies auto-immunes (polyarthrite rhumatoïde) inflammatoires et allergiques.

Sinusite

Qu'est-ce que c'est?

Mais à quoi peuvent bien servir les sinus? À s'enflammer, répondront d'emblée ceux qui souffrent de sinusite! En réalité, situées dans les os de la face et du crâne, ces petites cavités remplies d'air sont destinées à piéger les microbes. Elles protègent aussi certaines zones vitales du corps, le cerveau en premier lieu! Seulement voilà, un gros rhume ou une fragilité de terrain particulière, et voilà les sinus débordés. L'enfer commence par une douleur et une sensibilité du sinus infecté, et peut s'accompagner d'une voix nasillarde. Sans intervention rapide, le tableau s'aggrave, surtout à l'effort ou lors de la position allongée, ce qui est pour le moins embêtant si l'on veut dormir.

Suivant sa nature, la sinusite peut aussi déclencher des maux de tête violents, une obstruction nasale (impossible de se moucher) avec un écoulement du côté douloureux. Enfin, la fièvre peut dépasser 38 °C. Lorsque la sinusite s'installe, la douleur se fait moins vive mais une barre au niveau du front et des tempes persiste. À force, les écoulements dans la gorge peuvent être responsables de bronchites.

Les formules

• Gélules aux huiles essentielles

Huile essentielle de cannelle de Ceylan . . . . 1 goutte
Huile essentielle d'origan d'Espagne . . . . 1 goutte
Extrait de thym à thymol . . . . 1 goutte
Tixosil (excipient)

2 gélules matin, midi et soir aux repas, pendant 2 à 3 jours en cas de maux de gorge et de nez bouché, 5 jours si les bronches sont touchées.

- **Gouttes aux huiles essentielles**

Huile essentielle de cannelle de Ceylan . . . . 1 ml
Huile essentielle d'origan d'Espagne . . . . 1 ml
Extrait de thym à thymol. . . . . 1 ml
Alcool à 60° . . . . qsp 100 ml
20 gouttes dans de l'eau 4 à 5 fois par jour.

- **Suppositoires aux huiles essentielles**

	(bébé)	(enfant)	(adulte)
H.E. de cannelle de Ceylan	*1 gtte*	*2 gttes*	*3 gttes*
H.E. d'eucalyptus	*1 gtte*	*2 gttes*	*3 gttes*
H.E. d'origan d'Espagne	*1 gtte*	*2 gttes*	*3 gttes*
Witepsol.	*1 g*	*2 g*	*3 g*

1 suppositoire matin et soir 3 jours.

- **Formule pour inhalations**

Huile essentielle de lavande . . . . 3 ml
Huile essentielle de niaouli. . . . . 3 ml
Huile essentielle de pin . . . . 3 ml
Huile essentielle de menthe . . . . 3 ml
Huile essentielle de thym . . . . 3 ml
Alcool à 60° . . . . qsp 60 ml
Préparez un bol d'eau chaude (mais pas bouillante) dans lequel vous versez quelques gouttes de ce mélange. Posez un linge sur votre tête pour vous « enfermer » le nez au-dessus du bol et ne respirer que ces fumigations.

Dans la journée, vous pouvez faire des inhalations sèches : déposez quelques gouttes sur un mouchoir jetable, et inhalez profondément à plusieurs reprises, 4 ou 5 fois par jour, de préférence après un lavage des sinus à l'eau de mer (produits d'hygiène nasale en vente en pharmacie).

Ne pas sortir après une inhalation !

Pourquoi ces principes actifs ?

- La plupart de ces huiles essentielles sont désinfectantes et/ou antibiotiques naturelles.

Le conseil en plus

- Évitez les antibiotiques classiques.

- Les traitements de fond homéopathiques (en dehors de la crise) sont très efficaces. L'homéopathie peut aussi servir d'appoint au traitement de la sinusite aiguë. Elle soulage notamment la douleur.

- Si les sinusites se succèdent, peut-être faut-il rechercher la cause? Par exemple, un polype a pu se développer dans l'une des cavités? Consultez, c'est plus sûr.

Solaire (protection)

Qu'est-ce que c'est ?

Sans soleil, pas de vie. Mais l'exposition solaire réclame certaines précautions élémentaires. Les ultraviolets sont nocifs, il faut s'en protéger. Les UVB sont les plus agressifs, ils sont responsables des coups de soleil. Les UVA sont moins dangereux, mais comme ils sont beaucoup plus nombreux, il faut finalement s'en méfier tout autant ; eux pénètrent plus profondément dans la peau, et sont responsables du vieillissement cutané. Les deux réunis sont les ennemis n° 1 de la peau et provoquent des cancers cutanés parfois mortels. Ils attaquent aussi les gènes et génèrent des flopées de radicaux libres, destructeurs de cellules et grands facteurs de vieillissement.

Les crèmes solaires, les tee-shirts, les casquettes (attention aux oreilles !) et les lunettes sont indispensables, mais les spécialistes sont de plus en plus nombreux à préconiser une protection interne, peut-être encore plus efficace et importante, en tout cas complémentaire. En effet, pour se protéger, et protéger l'organisme, la peau puise dans les stocks d'antioxydants… jusqu'à ce qu'il n'y en ait plus. À ce stade, les effets néfastes ne peuvent plus être contrés, et ils ne sont jamais réversibles (c'est-à-dire que le mal fait n'est jamais réparable, même si cela ne se voit pas immédiatement).

Nous avons une sorte de « capital solaire » qu'il faut s'efforcer d'entretenir le plus longtemps possible, pour profiter du soleil sans le subir.

Les formules

• Formule « prévention »

Bêta-carotène . . . . *50 mg*
Bioflavonoïdes . . . . *5 mg*
Vitamine C . . . . *120 mg*
Vitamine E . . . . *50 mg*
Sélénium/levure 50 mg . . . . *100 µg élément*
Gluconate de zinc . . . . *5 mg*
PABA . . . . *25 mg*
Extrait sec de thé vert . . . . *25 mg*
Quercétine . . . . *5 mg*
Pour 1 gélule

1 gélule par jour, au petit déjeuner, avant, pendant et après toute période d'expositions solaires.

• Formule « brûlure solaire »

Vitamine E huileuse . . . . *10 ml*
Vitamine A huileuse . . . . *5 ml*
Zinc 100 mg/l liquide . . . . *20 ml*
Gel pur d'aloe vera . . . . *qsp 125 ml*

À appliquer sur le coup de soleil.

Pourquoi ces principes actifs ?

- Le bêta-carotène (vitamine A végétale) favorise la pigmentation. Il permet d'obtenir un hâle lumineux et protecteur vis-à-vis des UV. Il protège les cellules épithéliales contre leur transformation en cellules cancéreuses.

- Les bioflavonoïdes, issus de la peau des agrumes, protègent et renforcent les vaisseaux capillaires.

- La vitamine C est antioxydante. Elle s'oppose au vieillissement prématuré dû à l'exposition solaire.

- La vitamine E facilite l'absorption du bêta-carotène, et préserve la souplesse de la peau. Avec la vitamine C, elle améliore la tolérance de la peau au soleil et prévient la dégradation des acides gras essentiels.

- Le sélénium améliore l'élasticité de la peau et protège des coups de soleil (dans une certaine mesure!). Comme le zinc, il intervient en tant qu'antioxydant: tous deux s'opposent au vieillissement précoce induit par les rayons solaires.

- Le PABA (acide para-aminobenzoïque) est une vitamine B antioxydante. Il réduit les risques d'allergie au soleil (lucite), protège des coups de soleil et prévient les cancers de la peau. Il ralentit le processus de glycation responsable de la caramélisation des protéines. Il supporte la fluidité des membranes cellulaires.

- Le thé vert est un antioxydant très puissant.

- La quercétine est un bioflavonoïde (vitamine P). Elle protège les capillaires du tissu sous-cutané contre les radicaux libres.

- La formule 2 évite les cloques et améliore la cicatrisation. Elle régénère la peau, apaise et rafraîchit.

Le conseil en plus

- Ces formules ne dispensent en aucun cas de l'application régulière de crème solaire. S'enduire de crème ne signifie pas que l'on peut rester plus longtemps au soleil.

- N'utilisez pas d'indice de protection inférieur à 15 (la moyenne nationale est de 11, c'est trop peu).

- Les Français utilisent un peu plus d'un tube de crème par famille et par vacances... Ils devraient utiliser un quart de tube par jour: il faut renouveler l'application toutes les deux heures. 60 % des vacanciers appliquent mal leur crème solaire.

- Tous les moins de 15 ans doivent utiliser une crème

d'indice 25-30. La survenue des cancers cutanés est corrélée, entre autre, avec le nombre de coups de soleil « attrapés » dans l'enfance.

- Peaux claires, yeux clairs, cheveux blonds... soyez encore plus vigilant.

- Ce n'est pas parce qu'on est bronzé qu'on doit se dispenser de crème solaire.

- Il faut manger beaucoup de fruits et légumes, riches en antioxydants, afin de lutter contre les radicaux libres provoqués par l'exposition solaire : abricot, mangue, pastèque, carottes, tomates.

- Ne pas s'exposer entre 11 heures et 16 heures, surtout sous les Tropiques. C'est l'heure à laquelle le soleil est au zénith, et où le maximum d'UVB vous bombardent.

- Il faut se protéger du soleil, pas des vacances : la crème solaire n'est pas un accessoire réservé à la plage ou à la montagne, mais à la saison chaude. Même en ville, protégez-vous.

Sport

Qu'est-ce que c'est?

Le sport « agresse » le corps et se révèle gourmand en divers nutriments. La supplémentation est désormais admise dans certains milieux de haut niveau, mais elle concerne tout aussi bien le sportif amateur. En effet, sédentaire la semaine et soudain hyperactif pendant quelques heures, l'organisme est « brusqué », et réagit en fabriquant des radicaux libres, responsables notamment des douleurs et des fatigues postsportives.

Une alimentation adaptée et une supplémentation bien conduite ne garantissent pas les performances: elles représentent plutôt l'apport de base pour éviter les contre-performances. Elles permettent d'une part d'éviter le vieillissement accéléré de l'organisme soumis à un effort, parfois violent, et d'autre part de faciliter la récupération. Si après une séance de sport vous êtes fatigué ou même épuisé, c'est le signe que le stock de certains nutriments a été sérieusement entamé.

Les formules

- **Préparation à l'effort, à la compétition**

L-carnitine . . . . *200 mg*
Extrait sec d'éleuthérocoque . . . . *100 mg*
Octacosanol . . . . *2 mg*
2 à 4 gélules avant la séance de sport.

- **Récupération après l'effort**

Acides aminés branchés . . . . *60 mg*
Extrait sec de vergerette . . . . *25 mg*
Poudre de spiruline . . . . *25 mg*
Vitamine C . . . . *50 mg*

Chlorure de potassium	*100 mg*
Glycérophosphate de magnésium	*50 mg*
Octacosanol	*2 mg*

3 gélules en une prise. Cette formule préserve et reconstruit le muscle, diminue l'intensité et la fréquence des crampes et des spasmes musculaires.

- **Formule antioxydante**

Levure au sélénium	*25 mg*
Pidolate de zinc	*15 mg*
Bêta-carotène	*6 mg*
Vitamine B6	*2 mg*
Vitamine C	*60 mg*
Vitamine E	*10 mg*
Coenzyme Q10	*30 mg*
Levure de bière	*50 mg*
Pidolate de magnésium	*60 mg*
L-carnitine	*50 mg*

1 gélule par jour lors de l'entraînement.

2 gélules par jour pendant les compétitions.

- **Sport intensif/longue durée**

Magnésium	*160 mg/l.*	*100*
Potassium	*200 mg/l*	*65*
Zinc	*100 mg/l*	*20*
Fer	*225 mg/l*	*5*
Silicium	*175 mg/l*	*50*
Manganèse	*100 mg/l*	*20*
Cuivre	*300 mg/l*	*5*
Chrome	*1 mg/l*	*20*
Vanadium	*1,3 mg/l*	*5*
Cobalt	*50 mg/l*	*5*
Molybdène	*1 mg/l*	*5*
		300 ml

1 cuillère à dessert soit 10 ml 1 à 2 fois par jour dans de l'eau (entre les repas).

• **Huile de massage échauffante**
Huile essentielle de bois de rose .... *25 ml*
Huile essentielle de girofle .... *25 ml*
Huile essentielle de lavendula hybrida .... *25 ml*
Dans huile végétale coryllus avellana
À appliquer en massage sur les muscles avant la séance de sport. Cette formule prévient les désagréments pouvant apparaître après un effort intense et soutenu : crampes, contractures.

• **Huile de massage défatigante**
Huile essentielle de ravensare .... *25 ml*
Huile essentielle d'eucalyptus radiata .... *25 ml*
Huile essentielle de rosmarins officinal .... *25 ml*
Dans huile végétale coryllus avellana
À appliquer pendant le sport en léger massage sur le thorax. Cette formule prévient la fatigue, et est à employer lors des efforts continus, des états de fatigue ou de moindre résistance.

Pourquoi ces principes actifs ?

- La carnitine est un acide aminé qui permet de transformer les réserves de graisses en muscles.

- L'éleuthérocoque (ginseng sibérien) augmente la résistance à l'effort physique et accélère la récupération. C'est le « tonique » de l'athlète russe.

- L'octaconasol est un des composants de l'huile de germe de blé. Il améliore l'utilisation de l'oxygène au cours de l'exercice, ainsi que la résistance à l'effort. Il limite les douleurs musculaires après l'exercice.

- Les acides aminés branchés (valine, leucine, isoleucine) sont des aides majeures à la récupération.

- Le magnésium participe à la récupération nerveuse.

- Le potassium est le minéral anti-crampes.

- La vitamine C est antioxydante.

- La spiruline est une algue riche en acides aminés et en chlorophylle ; elle est stimulante et détoxifiante.

- La vergerette accélère l'élimination des acides urique et lactique.

- La formule antioxydante devrait être conseillée à tous les sportifs qui pratiquent l'athlétisme, le marathon, le cyclisme, le ski, l'aviron…, car l'effort intensif est une véritable machine à fabriquer des radicaux libres. Ainsi, la levure de bière est cofacteur de nombreux échanges métaboliques, le coenzyme Q10 est un antioxydant cellulaire puissant, etc. Il est conseillé de suivre régulièrement des cures d'huiles de bourrache et de poisson pour des apports équilibrés en acides gras omega-3 et omega-6, anti-inflammatoires.

Le conseil en plus

- Les boissons diététiques du sportif sont incontournables et très efficaces, surtout en cas d'exercice prolongé (plusieurs heures). Il faut cependant les choisir correctement : en dehors de leur pH (qui définit leur tolérance et entraînera, ou non, des douleurs de l'estomac), elles doivent apporter diverses vitamines (notamment B, C et E) et substances bien précises (acides gras, calcium et magnésium pour réduire fatigue et crampes…). Ne vous fiez pas seulement au goût, même si ça compte !

Stress

Qu'est-ce que c'est?

Le mot stress est devenu si commun qu'il serait fastidieux de faire la liste de tout ce qu'il recouvre. Nous savons tous que les sources d'agression sont nombreuses: astreintes de la vie quotidienne, opération chirurgicale, froid, chaud, bruit, choc émotionnel ou physique, problèmes familiaux..., tout cela est stressant. Cela signifie que l'organisme réagit en déclenchant divers processus (hormonaux entre autres) afin de faire face au stress. Lorsqu'il s'agit d'une phase ponctuelle, le stress est positif car il permet de réagir efficacement, de ne pas rester amorphe face à une situation qui demande une réponse énergique. En revanche, un stress chronique met le corps dans une situation de déséquilibre, qui peut mener aux pires ennuis.

Le stress est facteur ou cofacteur d'un nombre extraordinaire de maladies, qui vont de l'insomnie à l'ulcère, en passant par les troubles cardio-vasculaires, les cancers, les maladies de peau, les problèmes gynécologiques ou l'anorexie. Il faut combattre l'excès de stress à tout prix!

Les formules

• **Stress chronique (1)**
Glycérophosphate de magnésium .... *100 mg*
Vitamine B6 .... *10 mg*
Extrait sec de passiflore .... *100 mg*
Germe de blé .... *10 mg*
Extrait sec de millepertuis .... *100 mg*
1 gélule 4 fois par jour (à 8 heures, à 12 heures, à 16 heures, à 20 heures), toujours en mangeant quelque chose.

• Stress chronique (2)
L-tyrosine .... *150 mg*
Taurine .... *150 mg*
3 à 6 gélules par jour, à prendre loin des repas, sur estomac vide.

• Huile de massage pour le plexus solaire, la plante des pieds, le cou
Huile essentielle d'ylang-ylang .... *5 ml*
Huile essentielle de verveine.................... *3 ml*
Huile essentielle de lavandin .... *3 ml*
Dans huile végétale .... *qsp 125 ml*

Pourquoi ces principes actifs ?

- Le magnésium est le minéral de l'équilibre nerveux.

- Le millepertuis est anxiolytique, antistress, et il améliore l'humeur.

- La passiflore permet le sevrage en cas de traitement par anxiolytiques chimiques (médicaments).

- La taurine est un acide aminé soufré qui aide à fixer le magnésium.

- La L-tyrosine est un précurseur de neurotransmetteur (il aide à la bonne communication entre neurones).

- Le germe de blé apporte toutes les vitamines du groupe B, directement assimilables.

Le conseil en plus

- À la base de la lutte contre les stress, on retrouve toujours une meilleure hygiène de vie : alimentation correcte, exercice physique régulier, activités intellectuelles motivantes, repos suffisant…

- Si l'origine du stress est connue, il faut essayer de la combattre, de régler « le problème » le plus vite possible.

Si l'origine n'est pas connue, il faut la chercher, parfois avec une aide extérieure (psy, etc.).

- La relaxation, le sport ou le yoga ne sont pas à négliger car ils soulagent le corps, qui en a tout autant besoin que l'esprit.

Surpoids

Qu'est-ce que c'est ?

Le surpoids est un sujet trop vaste et trop complexe pour être décrit en quelques lignes, et résolu avec quelques gélules. La pierre angulaire est avant tout diététique, et sans une alimentation contrôlée et adaptée, il est vain d'espérer quoi que ce soit des formules qui suivent.

Cependant, dans le cadre d'un régime, ponctuel ou de longue haleine, un coup de pouce peut s'avérer indispensable pour ne pas « craquer ». Selon vos besoins, vous pourrez opter pour des formules modératrices d'appétit, drainantes ou brûleuses de graisses.

Gélules modératrices d'appétit

• **La formule coupe-faim (1)**

Extrait sec de fucus vesiculosus . . . . *100 mg*
Gomme guar . . . . *100 mg*
Gymnema sylvestris. . . . . *50 mg*
Poudre de caroube . . . . *50 mg*

3 à 9 gélules/jour selon les besoins, à prendre aux moments de la journée où l'on a l'habitude de craquer. Avec un grand verre d'eau.

• **La formule anti-fringale (2)**

Poudre de konjac . . . . *100 mg*
Extrait sec de fucus. . . . . *100 mg*
Extrait sec de garcinia cambodgia. . . . . *100 mg*
Chrome/levure (50 µg) . . . . *25 mg*

3 à 9 gélules/jour selon les besoins, à prendre aux moments de la journée où l'on a des fringales de sucreries. Avec un grand verre d'eau.

• La formule « brûleuse de graisses » (3)

Guarana . . . . *100 mg*
L-tyrosine . . . . *200 mg*
1 gélule à chaque repas.

• L'amincissant général (à boire) (4)

Extrait fluide de fucus . . . . }
Extrait fluide de reine-des-prés . . . . } *aa qsp 125 ml*
Extrait fluide de guarana . . . . }
Extrait fluide de citron. . . . . }
3 cuillères à café par jour dans un grand verre d'eau.

• L'amincissant général (en gélules) (5)

Extrait sec de fucus vesiculosus . . . . *100 mg*
Extrait sec d'orthosiphon . . . . *50 mg*
Extrait sec de thé vierge. . . . . *50 mg*
Poudre de chitosan . . . . *50 mg*
Associer éventuellement les formules 1 avec 3 ou 4, ou encore 2 avec 3 ou 4.

• Le massage « silhouette » (6)

Huile essentielle de palmarosa . . . . *10 ml*
Huile essentielle de laurier noble. . . . . *10 ml*
Huile essentielle de menthe. *10 ml*
Huile essentielle de géranium . . . . *10 ml*
Huile essentielle de poivre . . . . *10 ml*
Dans huile végétale de massage
(par exemple, huile de noisette). . . . . *125 ml*
1 application matin et soir après la toilette, et si possible après un massage au gant de crin pour éliminer les peaux mortes et activer la circulation sanguine.

Pourquoi ces principes actifs ?

- La gomme guar et la caroube gonflent dans l'estomac, ce qui provoque un effet rassasiant.

- Le garcinia, le gymnema et le chrome régularisent le taux de sucre dans le sang, évitant les hypoglycémies. De plus, la peau du fruit du garcinia contient de l'AHCac hydroxycitrique, qui régule l'appétit pour les denrées sucrées.

- Le guarana, la L-tyrosine et le fucus accélèrent le métabolisme, donc « brûlent » des calories.

- La racine de konjac contient du glucomannane qui gonfle dans l'estomac, et procure une sensation de satiété immédiate, diminue l'absorption des graisses et des sucres, et régule le transit intestinal.

- Le fucus est une algue à effet coupe-faim mécanique, comme le konjac. De plus, l'iode qu'il contient stimule la glande thyroïde, qui accélère le métabolisme des lipides. Cette algue améliore aussi le transit, souvent perturbé au cours des régimes. Enfin, riche en vitamines et minéraux, il évite les carences, là aussi fréquentes au cours des régimes.

- L'orthosiphon est un diurétique qui draine et détoxifie.

- Le thé vierge augmente la fabrication de chaleur par l'organisme, et donc ses dépenses énergétiques.

- Le chitosan élimine, par effet mécanique, une partie des graisses du repas par les voies naturelles.

- Les huiles utilisées dans la formule « massage silhouette » ont une action tonique, drainante, rubéfiante et chauffante. Toutes accélèrent l'élimination.

Le conseil en plus

- En cas de surpoids très important, il est bien sûr nécessaire de consulter.

- Évitez à tout prix de passer d'un régime à un autre, surtout si vous avez tendance à afficher un poids yo-yo (pertes de poids importantes, puis reprise encore plus importante). Ce phénomène est préjudiciable à la santé.

- La lutte contre les kilos superflus se joue sur plusieurs fronts. Il est indispensable de manger mieux (et souvent moins, mais pas toujours), de pratiquer un minimum d'activité physique, de gérer son stress.

- Il ne sert jamais à rien de martyriser son corps, de le priver de toute nourriture par exemple : il se vengera en stockant énormément, et la moindre feuille de salade vous profitera. Il faut toujours procéder lentement et avec douceur pour ne pas le braquer.

Syndrome prémenstruel (PMS)

Qu'est-ce que c'est?

Le syndrome prémenstruel est un ensemble de signes, physiques et psychiques, qui concerne la majorité des femmes en deuxième partie de cycle (les 15 jours qui précèdent les règles). Irritabilité, angoisses, déprime voire dépression, difficultés de communication, mais aussi douleurs de ventre, de la thyroïde, des seins, de la tête, du larynx, jambes lourdes...

Si les médecins reconnaissent enfin (ce n'est pas si ancien) tous ces désagréments, en réalité, personne n'en connaît la vraie cause déclenchante. Bien sûr, les facteurs hormonaux arrivent en première ligne, mais il semble qu'aucune théorie satisfaisante n'explique l'ensemble des symptômes. 30 à 40 % des femmes souffrent de syndrome prémenstruel si pénible qu'elles consultent un médecin. Pour 30 % encore, les symptômes sont plus supportables mais gênants tout de même. Il nous reste à peine 20 % de femmes qui passent au travers...

La formule

Vitamine B6 . . . . *1 mg*
Vitamine E . . . . *20 mg*
Glycérophosphate de magnésium . . . . *100 mg*
Carbonate de calcium . . . . *150 mg*
Gluconate de manganèse . . . . *5 mg*
1 gélule par jour.

Pourquoi ces principes actifs ?

- La vitamine B6 protège des troubles dépressifs qui accompagnent le PMS. Elle aide à l'assimilation du magnésium.

- La vitamine E agit contre divers symptomes physiques du PMS.

- Le magnésium rétablit l'équilibre nerveux, diminue la fréquence des migraines prémenstruelles et atténue la « tension ».

- Le calcium lutte efficacement contre les troubles de l'humeur.

- Le manganèse agit en synergie avec le calcium (il en renforce l'efficacité).

Le conseil en plus

- Mangez moins de sel, car il favorise la rétention d'eau.

- Marchez, pratiquez une activité sportive, même douce.

- Reportez-vous à « règles douloureuses ».

Tabagisme

Qu'est-ce que c'est ?

On ne va pas faire la liste de tous les méfaits du tabac : ce serait fastidieux. Et puis, si vous faites abstraction de toute mauvaise foi, vous savez bien qu'il faut arrêter de fumer. Mais c'est souvent plus facile à dire qu'à faire. Les formules suivantes devraient vous aider à passer le cap en douceur.

Évidemment, aucune aide ne remplacera jamais votre motivation. Si vous avez du mal à la trouver, reportez-vous aux photos de poumons de fumeurs, ou encore lisez cette anecdote véridique et toute simple. Une maman – fumeuse – vivait seule avec sa petite fille. Un jour, cette dernière lui demande : « Maman, s'il t'arrive quelque chose à cause de la cigarette, qu'est-ce que je vais devenir ? » La mère a cherché toute la nuit une réponse, et au petit matin, n'en ayant pas trouvé, elle a jeté ses paquets de cigarettes, ses briquets et ses cendriers au vide-ordures.

Les formules

- **Fumer en abîmant moins sa santé**

Bêta-carotène . . . . *5 mg*
Vitamine B1 . . . . *10 mg*
Vitamine B2 . . . . *10 mg*
Vitamine B9 . . . . *10 mg*
Vitamine B12 . . . . *200 µg*
Vitamine C . . . . *50 mg*
Vitamine E . . . . *400 UI*
Gluconate de zinc . . . . *10 mg*
Sélénium sur levure . . . . *100 µg*

2 gélules à la fin du petit déjeuner. En attendant d'arrêter, bien sûr !

• **Sevrage tabagique (1)**
L-tyrosine .... *200 mg*
Gluconate de magnésium. .... *50 mg*
Vitamine B6 .... *50 mg*
6 gélules par jour.

• **Sevrage tabagique (2)**
Lobelia inflata 5 CH .... }
Nux vomica 9 CH. .... } *aa qsp 20 mg*
Staphysagria 15 CH. .... }
Vitamine B6 .... *50 mg*
Gluconate de magnésium. .... *50 mg*
Extrait sec d'angélique .... *50 mg*
Poudre de valériane .... *100 mg*
Extrait sec de café vert .... *50 mg*
1 gélule matin, midi, 16 heures, 20 heures, et au coucher.

Pourquoi ces principes actifs ?

- Le bêta-carotène protège contre le cancer du poumon.

- La vitamine B2 protège l'œsophage.

- La vitamine B9 protège poumons et bronches.

- Le tabac empêche la vitamine B12 de lutter contre les sulfites de l'alimentation.

- Chaque cigarette consomme 25 mg de vitamine C. La déficience en cette vitamine participe à l'irritation des bronches, et aux infections respiratoires à répétition.

- La vitamine E protège du cancer du poumon.

- Le sélénium protège du cancer de la prostate et des cancers gastro-intestinaux.

- Le zinc élimine le cadmium (un poison) des cigarettes. Il

rééquilibre le rapport zinc/cuivre toujours déséquilibré chez les fumeurs au profit du cuivre, un métal malheureusement oxydant.

- Les fumeurs ont des besoins accrus en vitamine B1.

- La L-tyrosine se transforme en dopamine, une substance naturelle calmante et relaxante, qui combat la fatigue, la dépression et l'irritabilité.

- Le magnésium et la vitamine B6 sont anti-stress.

- La formule « sevrage tabac » (2) comprend des médicaments homéopathiques. Lobelia aide à la désaccoutumance. Nux vomica s'oppose à l'irritabilité et au besoin de manger. Staphysagria empêche le sentiment de frustration. La deuxième partie de la formule est anti-stress, sauf le café vert qui fixe la nicotine et l'élimine.

Le conseil en plus

- Si vous ne fumez pas, ne commencez jamais. La pire des cigarettes, c'est la première.

- Fuyez toutes les situations qui vous incitent à « en griller une ».

- Stoppez le tabac au plus tôt, et si ce n'est pas pour vous, faites-le pour votre entourage : les études accablantes sur le tabagisme passif ne laissent plus aucun doute sur sa nocivité.

Taches pigmentaires

Qu'est-ce que c'est ?

On les appelle parfois improprement « fleurs de cimetière », car on pense que les taches sur la peau sont le signe de vieillissement inéluctable. C'est vrai pour certaines d'entre elles, les brunes, sur les mains surtout.

En réalité, c'est le soleil qui est responsable de ces taches, et si vous protégez votre peau toute votre vie, il y a fort à parier qu'aucune fleur de cimetière n'y poussera jamais.

En tout cas, qu'elles soient brunes ou blanches, les taches cutanées sont des anomalies de la coloration de la peau : à certains endroits, nous fabriquons trop de mélanine (colorant naturel), et à d'autres pas assez. Il faut prévenir leur apparition, car une fois apparues, il est fort difficile de s'en débarrasser.

Les taches blanches, quant à elles, ne sont porteuses d'aucun espoir : rien ne permet de « ressusciter » un mélanocyte qui ne produit plus de mélanine.

La formule

Vitamine C . . . . *180 mg*
Bioflavonoïdes . . . . *30 mg*
L-cystéine . . . . *25 mg*
Vitamine E . . . . *30 UI*
Pidolate de zinc . . . . *10 mg*
Coenzyme Q10 . . . . *5 mg*
Bêta-carotène . . . . *5 000 UI*
Levure au sélénium . . . . *50 µg*
2 gélules par jour.

Pourquoi ces principes actifs ?

- Tous ces principes actifs sont des antioxydants qui agissent au cœur des cellules (coenzyme Q10), en milieu aqueux (vitamine C), en milieu gras (vitamine E), afin de protéger l'ensemble du derme et de l'épiderme. Une cure de 1 mois de cette formule entraîne un éclaircissement très net, voire la disparition des taches.

Le conseil en plus

- La base de tout, c'est de se protéger au soleil, y compris les mains !

- Avec cette formule, les taches disparaissent très rapidement. Pour éviter que de nouvelles ne les remplacent, poursuivre tout au long de l'année avec 1 gélule par jour. Cette formule antioxydante étant très complète, son usage quotidien et constant peut être recommandé.

- Les taches brunes sont appelées « lentigo » (lentille) : elles sont plates. Elles ne doivent pas être confondues avec des grains de beauté, qui sont en relief. Ne pas confondre non plus avec les « taches de vin ». Il ne faut jamais appliquer de crème dépigmentante sur les grains de beauté.

- Les femmes sont plus sensibles à l'apparition de ces taches, car l'activité des mélanocytes est sensible aux variations hormonales. Or, la pilule et la grossesse, notamment, sont particulièrement génératrices de taches, appelées alors « masque de grossesse ».

- Le traitement hormonal substitutif est aussi responsable de formation de taches brunes.

Toux

Qu'est-ce que c'est ?

Comme la fièvre, la toux est un mécanisme de défense de l'organisme. C'est une expiration brutale qui vise à expulser des sécrétions. Il ne s'agit pas de la soigner mais de comprendre pourquoi elle survient et d'en traiter la cause. C'est pourquoi il ne faut pas contrarier une toux grasse, qu'entraîne une expectoration, alors qu'il faut s'efforcer de stopper les toux sèches, qui signent une inflammation.

La toux grasse permet un nettoyage bronchique salutaire : il ne faut pas la bloquer par un sirop contenant de la codéine : ce médicament bloque le centre de la toux, et ne fait qu'aggraver la maladie puisqu'on ne peut plus se débarrasser des sécrétions. En revanche, on peut améliorer le « confort » de la toux grâce à un mucorégulateur. Le but est de fluidifier les sécrétions et ne pas s'épuiser, nuit et jour (ni énerver ses proches…), à tousser.

Les formules

• **Gélules aux huiles essentielles**
Huile essentielle de cannelle de Ceylan . . . . 1 goutte
Huile essentielle d'origan d'Espagne . . . . 1 goutte
Extrait de thym à thymol . . . . 1 goutte
Tixosil (excipient)
2 gélules matin, midi et soir aux repas, pendant 2 à 3 jours en cas de maux de gorge et de nez bouché, 5 jours si les bronches sont touchées.

• **Gouttes aux huiles essentielles**
Huile essentielle de cannelle de Ceylan . . . . 1 ml
Huile essentielle d'origan d'Espagne . . . . 1 ml
Extrait de thym à thymol. . . . . 1 ml

Alcool à 60° . . . . *qsp 100 ml*
20 gouttes dans de l'eau 4 à 5 fois par jour.

• Suppositoires aux huiles essentielles

	(bébé)	(enfant)	(adulte)
H.E. de cannelle de Ceylan	*1 gtte*	*2 gttes*	*3 gttes*
H.E. d'eucalyptus	*1 gtte*	*2 gttes*	*3 gttes*
H.E. d'origan d'Espagne	*1 gtte*	*2 gttes*	*3 gttes*
Witepsol	*1 g*	*2 g*	*3 g*

1 suppositoire matin et soir 3 jours.

• Toux/bronchite

Extrait fluide de radis noir . . . . }
Extrait fluide d'eucalyptus . . . . } *aa qsp 60 ml*
Extrait fluide de thym . . . . }
Extrait fluide d'échinacée . . . . }
40 gouttes 3 à 4 fois par jour.

• Toux grasse

Extrait fluide de grindelia . . . . *50 ml*
Extrait fluide de thym . . . . *50 ml*
N-acétylcystéine . . . . *200 mg*
Sirop simple . . . . *150 ml*
3 cuillères à soupe par jour.

Pourquoi ces principes actifs ?

- Les huiles essentielles sont choisies pour leur action bactériostatique (qui stoppe la multiplication des microbes) et bactéricide (qui tue les microbes). Ce sont aussi d'excellents stimulants de la fonction immunitaire.

- Le grindelia est une plante qui aide à l'expectoration.

- Même action pour la N-acétylcystéine, utilisée dans tous les sirops expectorants actuellement sur le marché. Cette substance possède de plus une propriété antiradicalaire intéressante pour protéger tout l'organisme du stress oxydatif causé par l'infection.

Le conseil en plus

- Attention, si un enfant tousse, il a pu avaler un petit objet (bille, perle, cacahuète) qui reste « coincé ». Chez le bébé, une toux persistante peut révéler un RGO (reflux gastro-œsophagien), lui-même pouvant provoquer la mort subite du nourrisson. La consultation médicale s'impose évidemment.

- Consultation aussi si la toux s'accompagne de difficultés respiratoires, de points de côté au thorax (pneumonie), de sifflements respiratoires (asthme), de fièvre très élevée.

Trac –
Préparation aux examens

Qu'est-ce que c'est?

Pas d'avenir sans diplôme, ou sans boulot, ou sans permis de conduire… Il y a toujours une raison de passer un examen quelconque, et toujours mille raisons de nourrir une trouille bleue. Le trou noir, le blocage, les mains qui transpirent, le bégaiement…, toutes les victimes du trac savent que ce dernier peut annuler des mois, voire des années, de préparation. Si vous êtes concerné et qu'un examen se profile à l'horizon, prenez les devants pour ne pas vous laisser envahir au moment M.

Les formules

• **Anti-trac/anti-émotivité**
Huile essentielle d'origan variété majorana. . . . . . 2 gouttes
Huile essentielle d'orange amère . . . . 2 gouttes
Poudre de coquelicot. . . . . 100 mg
Tixosil
1 gélule la veille, 1 gélule 1 heure avant l'examen.

• **Préparation aux examens**
Trituration homéopathique :
- Ignatia 9 CH . . . . }
- Gelsemium 15 CH . . . . }
- Argentum nitricum 7 CH. . . . . }
- Coffea crudrum 9 CH . . . . } aa qsp 20 mg
- Passiflore 5 CH. . . . . }
- Kalium phosphoricum 7 CH. . . . . }
Gluconate de magnésium. . . . . 200 mg
Vitamine B1 . . . . 40 mg
Vitamine B6 . . . . 40 mg

1 gélule 3 fois par jour (dont 1 au coucher), le mois précédent l'épreuve.

Pourquoi ces principes actifs ?

- L'origan (ou marjolaine) est un équilibrant du système nerveux. Il s'oppose à l'anxiété et à l'angoisse.

- L'oranger amer (ou bigaradier) est un rééquilibrant nerveux.

- Le coquelicot contient des alcaloïdes à effet sédatif. Il s'oppose à la nervosité excessive, à l'anxiété et à l'émotivité.

- Substances homéopathiques: Ignatia s'oppose à l'anxiété; Gelsemium s'oppose au trac; Argenticum nitricum évite la précipitation, le désordre dans l'organisation; Coffea cruda lutte contre l'excitation intellectuelle; Passiflora agit contre l'insomnie et la nervosité; Kalium phosphoricum lutte contre la fatigue intellectuelle.

- Le magnésium est le minéral équilibrant du système nerveux.

- La vitamine B1 est la vitamine de l'équilibre nerveux.

- La vitamine B6 aide à la fixation du magnésium dans les cellules.

Le conseil en plus

- Évitez les excitants en tous genres, qu'il s'agisse du café, du tabac, ou même de médicaments énergisants agressifs, qui vous laissent sur le carreau juste après.

- Évitez les « crises de boulot » dans la dernière ligne droite: se coucher toutes les nuits à 3 heures du matin sous prétexte que vous révisez est le plus mauvais des calculs. Adoptez au contraire un rythme de vie régulier pendant les semaines qui précèdent le jour J : coucher vers

23 heures, lever vers 7 heures. On travaille mieux le matin.

- Oxygénez votre cerveau en vous forçant à faire un peu de sport chaque jour : non, ce n'est pas du temps perdu, vous verrez. Dans le même ordre d'idées, évitez les atmosphères enfumées et confinées : aérez.

- Essayez de vous passionner pour ce que vous apprenez. L'émotion augmente le taux de noradrénaline, ce qui facilite l'attention et la mémorisation.

- Faites le plein de protéines et de glucides lents à chaque repas. Si vous grignotez, essayez de le faire intelligemment : amandes (pour le magnésium) et chocolat noir (pour le moral). Les bonbons et pâtisseries, c'est non.

Traitements (mieux supporter les)

Qu'est-ce que c'est ?

Lorsque nous consommons régulièrement des médicaments, des carences se creusent peu à peu dans nos stocks de nutriments. En cas de maladie, il arrive que nous devions suivre un traitement, parfois à vie. Or, certains médicaments sont ce qu'on appelle des anti-aliments. Pour être assimilés et pour pouvoir agir, ils piochent dans nos réserves de nutriments, parfois en grandes quantités, ce qui entraîne des effets secondaires, voire de véritables maladies, dites iatrogènes.

Il ne s'agit pas d'interrompre le traitement, mais de compenser le mieux possible ces pertes en nutriments pour, d'une part, donner à l'organisme les moyens de lutter contre la maladie, d'autre part pouvoir poursuivre ce traitement avec le moins d'effets indésirables possible. Chaque catégorie d'aliments nécessite une supplémentation différente.

Aspirine

• Pour éviter les hémorragies

Acérola (vitamine C naturelle) . . . . *200 mg*
Bioflavonoïdes . . . . *100 mg*

Corticoïdes

• Pour lutter contre la décalcification

Vitamine D3 . . . . *65 UI*
Gluconate de calcium . . . . *70 mg*
Gluconate de zinc . . . . *10 mg*
Chlorure de potassium . . . . *30 mg*

Silicium . . . . *10 mg*
Gluconate de manganèse . . . . *1 mg*
2 gélules par jour.

• Pour rééquilibrer la réponse immunitaire, affaiblie par les corticoïdes

Sélénium sur levure . . . . *50 µg*
Gluconate de zinc. . . . . *10 mg*
Vitamine C . . . . *200 mg*
Bêta-carotène . . . . *10 mg*
Vitamine E . . . . *10 mg*
Coenzyme Q10 . . . . *30 mg*
3 gélules par jour.

Diurétiques

Taurine . . . . *120 mg*
Gluconate de magnésium. . . . . *150 mg*
Chlorure de potassium . . . . *30 mg*
3 gélules par jour.

Trinitrine

L-cystéine . . . . *150 mg*
L-méthionine . . . . *150 mg*
2 gélules par jour.

Pilule contraceptive

Bêta-carotène . . . . *10 mg*
Vitamine E . . . . *10 mg*
Vitamine C . . . . *100 mg*
Vitamine B9 . . . . *400 µg*
Vitamine B6 . . . . *50 mg*
Gluconate de magnésium. . . . . *100 mg*
Gluconate de zinc. . . . . *10 mg*
1 gélule par jour.

Antibiotiques

Prendre des lactoferments (n'existent pas sous forme de préparation).

Calcium

Glycérophosphate de magnésium . . . . *100 mg*
Gluconate de zinc. . . . . *10 mg*
Gluconate de calcium . . . . *200 mg*
Vitamine D3. . . . . *65 UI*
Quand on prend du calcium, il faut toujours se complémenter en magnésium en même temps.
2 gélules par jour.

Traitement hormonal substitutif (ménopause)

L-tyrosine . . . . *200 mg*
Vitamine B9 . . . . *400 µg*
Vitamine B6 . . . . *100 mg*
2 gélules le soir au coucher.

Antiépileptiques

Vitamine D3. . . . . *65 UI*
Vitamine B9 . . . . *400 µg*
Gluconate de calcium . . . . *70 mg*
Gluconate de manganèse . . . . *1 mg*
Gluconate de zinc. . . . . *10 mg*
Chlorure de potassium . . . . *30 mg*
Silicium . . . . *10 mg*
2 gélules par jour.

Antihypertenseurs IEC (inhibiteurs de l'enzyme de conversion)

Gluconate de zinc . . . . *5 mg*
Bêta-carotène. . . . . *15 mg*
Vitamine E . . . . *10 mg*

Vitamine C . . . . *100 mg*
Levure de bière . . . . *50 mg*
Gluconate de magnésium. . . . . *25 mg*
Gluconate de calcium . . . . *50 mg*
Gluconate de manganèse . . . . *1 mg*
Sélénium sur levure . . . . *50 µg*
2 gélules par jour.

• **Les diurétiques**
Glycérophosphate de magnésium. . . . . *250 mg*
Vitamine B6 . . . . *50 mg*
2 gélules par jour.

• **Les inhibiteurs calciques**
Glycérophosphate de magnésium. . . . . *150 mg*
Vitamine B6 . . . . *50 mg*
Taurine . . . . *100 mg*
2 gélules par jour.

Chimiothérapie

Levure de bière. . . . . *150 mg*
Spiruline. . . . . *150 mg*
2 gélules par jour.

Antidépresseurs

Vitamine B9 . . . . *400 µg*
Bêta-carotène. . . . . *10 mg*
Vitamine E . . . . *10 mg*
Vitamine C. . . . . *100 mg*
Gluconate de magnésium. . . . . *100 mg*
Gluconate de zinc. . . . . *10 mg*
Vitamine B6 . . . . *50 mg*
1 gélule par jour.

Transpiration excessive

Qu'est-ce que c'est ?

Les mains moites, ça énerve et ça fait transpirer. L'émotion y est souvent pour quelque chose, mais en été, même les moins timides se mettent à suer sang et eau. Ne soyons pas trop sévères avec cette transpiration qui nous permet de garder une température interne toujours égale, et évacue certaines toxines. Il est primordial de ne pas entraver son travail. Mais quand elle se transforme en flots continus, c'est un vrai problème.

L'hyperhidrose, ou transpiration exagérée, concerne tout de même 12 % de la population, et sévit surtout sous les pieds, dans les mains et sous les aisselles. Souvent, ces 12 % ont tout essayé, sans succès, des traitements locaux à base de chlorydrate d'alumine aux déodorants antitranspirants. Le problème, c'est que nos glandes sudoripares sont régulées par nos émotions, mais parfois le problème peut être hormonal, lié à un mauvais fonctionnement de la thyroïde.

La formule

Huile essentielle de sauge . . . . *10 ml*
Huile essentielle de citron. . . . . *10 ml*
Huile essentielle de cyprès. . . . . *10 ml*
Base pour bain . . . . *qsp 125 ml*
2 cuillères à soupe par bain. Rester dans l'eau pendant au moins 20 minutes.

Pourquoi ces principes actifs ?

- Ces huiles essentielles améliorent la circulation et sont astringentes.

Le conseil en plus

- N'hésitez pas à prendre deux douches par jour, plus en saison chaude. Mais surtout séchez-vous bien, notamment entre les orteils.

- Vaporisez une solution antimycosique si besoin, directement sur le pied. Saupoudrez vos chaussures de talc ou de poudre spéciale.

- Mieux vaut être impeccablement épilé(e) : les poils emprisonnent les bactéries, et donc les mauvaises odeurs.

- Évitez les déodorants trop agressifs. La pierre d'alun est tout aussi efface, et 100 % naturelle.

- Portez du linge en fibres naturelles, comme le coton ou le lin, et des chaussures en cuir véritable.

Troubles veineux – Jambes lourdes

Qu'est-ce que c'est ?

Lorsque le sang part du cœur pour aller dans notre corps, tout est facile, une pompe le propulse. Pour faire remonter ce sang jusqu'à son point de départ, tout se complique, car seul le système veineux s'en occupe, sans aucune aide. Le sang doit remonter le long des vaisseaux, malgré la pesanteur. Pas facile, surtout si les vaisseaux en question ne sont pas toniques ! Les fourmillements, « impatiences » dans les mollets, pieds gonflés… sont des signes avant-coureurs d'une vraie maladie, l'insuffisance veineuse. Ce trouble touche 61 % des femmes et 56 % des hommes entre 30 et 70 ans.

Les formules

• L'incontournable

Extrait sec de vigne rouge . . . . 100 mg
Extrait sec de mélilot. . . . . 100 mg
Extrait sec de cyprès . . . . 100 mg
3 gélules par jour.

• L'incontournable en liquide

Extrait fluide d'hamamélis . . . . }
Extrait fluide de marronnier d'Inde . . . . } aa
Extrait fluide de cyprès . . . . }
100 gouttes trois fois par jour dans un grand verre d'eau.

• Spéciale jambes lourdes

Extrait sec d'hamamélis. . . . . 60 mg
Extrait sec de marron d'Inde . . . . 60 mg
Extrait sec de mélilot . . . . 60 mg
Extrait sec de cyprès . . . . 60 mg

Extrait sec de vigne rouge . . . . *60 mg*
3 gélules par jour.

• Formule en gouttes
Extrait hydroglycériné de marron . . . . *30 ml*
Extrait hydroglycériné d'hamamélis. . . . . *30 ml*
Extrait hydroglycériné de gingko. . . . . *30 ml*
Extrait hydroglycériné de vigne rouge . . . . *30 ml*
40 gouttes dans de l'eau, 3 fois par jour.

• Huile de massage
Huile essentielle de cyprès . . . . *5 ml*
Huile essentielle de citron . . . . *2 ml*
Huile essentielle de genévrier . . . . *2 ml*
Huile essentielle de vétiver . . . . *2 ml*
Huile de calophylle . . . . *10 ml*
Huile végétale neutre. . . . . *qsp 60 ml*
À appliquer chaque jour en massage en partant des chevilles pour monter vers les cuisses.

Cette formule peut aussi se mélanger à l'eau du bain, à raison de 2 cuillères à soupe par baignoire. Dans ce cas, prendre deux bains de 20 minutes par semaine, dans une eau à température du corps (ne pas dépasser 37 °C).

Pourquoi ces principes actifs ?

- La plupart des plantes des formules « internes » sont riches en flavonoïdes, à action vitaminique P. C'est-à-dire que ce sont d'excellents veinotoniques, protecteurs des parois des veines, fluidifiants, anticoagulants, anti-inflammatoires et antiœdémateux (ils améliorent la circulation lymphatique).

- La vigne rouge est la plante de l'insuffisance veineuse. Ses tanins et ses anthocyanosides protègent en cas de fragilité capillaire.

- Le mélilot contient plusieurs substances intéressantes.

Ses flavonoïdes sont anti-inflammatoires et antiœdémateux. Sa coumarine est un léger anticoagulant, qui fluidifie donc le sang, luttant ainsi contre les varices et les thrombophlébites.

- Les cônes du cyprès contiennent des polyphénols, surtout efficaces en cas de crises hémorroïdaires et de varices. Ses flavonoïdes sont anti-inflammatoires; ils empêchent le sang de stagner dans les jambes.

- L'hamamélis contient des flavonoïdes et des tanins astringents, intéressants en cas de troubles de la circulation à la ménopause.

- L'écorce de marronnier d'Inde contient des substances à action vitaminique P, c'est-à-dire qui améliorent la circulation du sang, surtout en cas de bleus, de varices, de crise hémorroïdaire, de jambes lourdes et douloureuses.

- Les huiles essentielles de la formule de massage stimulent la circulation périphérique de retour, renforcent la tonicité des veines, rétablissent l'élasticité des parois, améliorent la microcirculation, évitent la rétention d'eau.

Le conseil en plus

- Préférez la formule liquide à diluer dans beaucoup d'eau à chaque fois qu'il y a gonflement, rétention d'eau.

- Bougez, marchez! À chaque pas, le mouvement actionne une pompe sous le pied qui propulse le sang dans les veines. Pas de mouvement, pas de propulsion.

- Si vous voyagez en avion et que votre vol dure plusieurs heures, portez des chaussettes ou des bas de voyage, efforcez-vous de bouger de votre siège régulièrement, ne buvez pas d'alcool, buvez en revanche beaucoup d'eau.

Varices

Qu'est-ce que c'est ?

La varice est une dilatation permanente d'une veine. En général, on parle de varice sur les jambes, mais on peut en souffrir à n'importe quel endroit du corps. Les varices des membres inférieurs (jambes) sont favorisées par l'inactivité, les déséquilibres hormonaux, la station debout prolongée ainsi que la chaleur. En fait, c'est un stade « avancé » de l'insuffisance veineuse. Les symptômes sont les mêmes que pour les jambes lourdes : crampes, lourdeurs, fourmillements. Mais ensuite, un cordon bleu, mou et sinueux apparaît, surtout en station debout.

Les formules

• L'incontournable

Extrait sec de vigne rouge . . . . 100 mg
Extrait sec de mélilot. . . . . 100 mg
Extrait sec de cyprès . . . . 100 mg
6 gélules par jour pendant 15 jours, puis 3 gélules par jour.

• Si tendance aux crises hémorroïdaires, à la couperose

Extrait sec d'hamamélis. . . . . 60 mg
Extrait sec de marron d'Inde . . . . 60 mg
Extrait sec de mélilot . . . . 60 mg
Extrait sec de cyprès . . . . 60 mg
Extrait sec de vigne rouge . . . . 60 mg
6 gélules par jour pendant 3 jours, puis 3 gélules par jour.

• Huile de massage

Huile essentielle de cyprès . . . . 5 ml
Huile essentielle de citron . . . . 2 ml
Huile essentielle de genévrier . . . . 2 ml

Huile essentielle de vétiver . . . . *2 ml*
Huile de calophylle . . . . *10 ml*
Huile végétale neutre . . . . *qsp 60 ml*
À appliquer chaque jour lors d'un massage en partant des chevilles pour monter vers les cuisses.

Pourquoi ces principes actifs ?

- La plupart des plantes des formules « internes » sont riches en flavonoïdes, à action vitaminique P. C'est-à-dire que ce sont d'excellents veinotoniques, protecteurs des parois des veines, fluidifiants, anticoagulants, anti-inflammatoires et antiœdémateux (ils améliorent la circulation lymphatique).

- La vigne rouge est la plante de l'insuffisance veineuse. Ses tanins et ses anthocyanosides protègent en cas de fragilité capillaire.

- Le mélilot contient plusieurs substances intéressantes. Ses flavonoïdes sont anti-inflammatoires et antiœdémateux. Sa coumarine est un léger anticoagulant, qui fluidifie donc le sang, luttant ainsi contre les varices et les thrombophlébites.

- Les cônes du cyprès contiennent des polyphénols, surtout efficaces en cas de crises hémorroïdaires et de varices. Ses flavonoïdes sont anti-inflammatoires ; ils empêchent le sang de stagner dans les jambes.

- L'hamamélis contient des flavonoïdes et des tanins astringents, intéressants en cas de troubles de la circulation à la ménopause.

- L'écorce de marronnier d'Inde contient des substances à action vitamine P, c'est-à-dire qui améliorent la circulation du sang, surtout en cas de bleus, de varices, de crise hémorroïdaire, de jambes lourdes et douloureuses.

Le conseil en plus

- Il faut lutter contre l'accumulation du sang dans les jambes par tous les moyens possibles. Le port de bas de contention, la surélévation des pieds pendant le sommeil, une activité physique suffisante (surtout la natation et la marche) représentent le trio de base.

- Les cures thermales peuvent être intéressantes, mais surtout pour le traitement de la peau qui, à terme, souffre aussi de l'état variqueux.

- Éviter les fortes chaleurs et les bains de soleil.

Ventre plat

Qu'est-ce que c'est ?

Vous cherchez à retrouver un ventre plat sans y parvenir ? Soit votre problème est lié à un relâchement musculaire, et dans ce cas, le seul moyen est de vous mettre sérieusement au sport. Soit votre ventre est gros parce qu'il est plein d'air, et dans ce cas, il faut éviter d'en avaler et/ou d'en fabriquer. Les mauvaises habitudes sont souvent à l'origine de véritables ballons de baudruches abdominaux qui disparaissent mystérieusement pendant la nuit... Symptomatique aussi d'un mauvais équilibre de la flore : lorsqu'en sortant de table vous vous sentez systématiquement ballonné avec une irrépressible envie de repousser un ou deux crans de votre ceinture.

Les formules

• **La spéciale « digestion »**
Extrait sec d'ananas . . . . *100 mg*
Extrait sec de fenouil (fruit). . . . . *100 mg*
Poudre de vinaigre de cidre . . . . *50 mg*
Extrait sec de coriandre. . . . . *50 mg*
1 gélule à chaque repas.

• **La spéciale « anti-ballonnements »**
Argile blanche . . . . *150 mg*
Charbon végétal. . . . . *150 mg*
Pour 1 gélule.
1 gélule à la fin de chaque repas.

Pourquoi ces principes actifs ?

- La bromélaïne, une enzyme de l'ananas, digère les protéines, évitant ainsi leur putréfaction dans l'intestin.

- Le fenouil évite la formation de gaz intestinaux.

- Le vinaigre de cidre assainit le tube digestif et aide à l'élimination des graisses.

- La coriandre est une graine carminative, qui adsorbe l'air contenu dans le tube digestif.

- Les deux ingrédients de la formule « anti-ballonnements » adsorbent les gaz intestinaux et les bactéries qui les produisent. Le résultat : on dégonfle.

Le conseil en plus

- Un ventre plat n'est pas un luxe de midinette. La fonction de maintien des muscles abdominaux, si elle est défaillante, affecte l'ensemble du corps, et pas seulement la digestion. Mal soutenus, les organes « plongent » en avant, la colonne vertébrale se tord, les viscères relâchés ne remplissent plus leur rôle en matière d'expiration, et donc le renouvellement de l'oxygène est médiocre, bref.

- L'air doit entrer dans les poumons, et non stagner dans le système digestif. Évitez d'en avaler trop, et fuyez les aliments indigestes qui, en se dégradant lentement, entraînent une fermentation.

- De nombreuses boissons sont responsables de l'excès d'air dans le circuit digestif. Boire trop à table est déconseillé, même lorsqu'il s'agit d'eau. C'est pire dans le cas des sodas, mais aussi des eaux minérales gazeuses. Par ailleurs, la plupart des boissons industrielles contiennent des inhibiteurs de digestion : les additifs (cidre, bière, sirop, sodas), les tanins (vin, café, thé), l'alcool (toutes les boissons alcoolisées), les graisses (lait, cacao), les sucres raffinés (toutes les boissons industrielles sucrées). Le milkshake est probablement l'une des boissons les moins digestes.

- Mangez dans le calme.

- Évitez de trop parler à table: l'air se mélange aux aliments et descend dans l'estomac.

- N'aspirez pas d'air en avalant une boisson trop chaude (soupe, thé) et surtout ne mâchez pas de chewing-gum. Non seulement vous avalez de l'air, mais en plus, sous l'impulsion de la salive, l'estomac sécrète des sucs gastriques pour une digestion inutile puisque vous n'avalez rien.

- Mettez-vous au sport, c'est indispensable pour conserver un ventre plat.

Vergetures

Qu'est-ce que c'est ?

Les vergetures sont dues à une altération de la peau, car cette dernière « craque » devant l'effort demandé. Ces stries, plus ou moins allongées et plus ou moins marquées, persistent indéfiniment. Leur apparition est favorisée par divers facteurs hormonaux, et notamment la grossesse, qui laisse en héritage des vergetures à 75 % des femmes. Mais les variations de poids sont également responsables d'une partie d'entre elles, car la peau ne résiste pas à ce « régime ».

Il ne faut attendre aucun miracle de la part des traitements. En revanche, la prévention peut donner de bons résultats : les femmes enceintes le savent et chouchoutent la peau de leur abdomen à partir du 4e mois.

La formule

Extrait hydroglycériné de prêle .... *15 g*
Extrait hydroglycériné de calendula .... *7 g*
Vitamine C solubilisée .... *5 g*
Gel neutre .... *60 g*
Appliquer ce gel matin et soir.

Pourquoi ces principes actifs ?

- La prêle est riche en silice, utile pour le maintien des tissus.

- Le calendula est cicatrisant et anti-inflammatoire.

- La vitamine C participe à la fabrication du collagène.

Le conseil en plus

- Évitez les variations de poids importantes.

- Chez certains sportifs (notamment haltérophiles), les vergetures peuvent marquer le bas du dos. Là aussi, une action préventive peut être intéressante.

Verrue

Qu'est-ce que c'est?

C'est un virus particulièrement contagieux qui est responsable de la propagation des verrues. Le principal problème est qu'une verrue siège en général sous la voûte plantaire, et donc est responsable de douleurs par frottement, lors de la marche. Elle se développe vers l'intérieur de la peau, en un petit cratère qui doit repousser les tissus voisins pour se créer de la place. L'irritation engendrée est semblable à celle ressentie lorsqu'on a un caillou dans une chaussure, mais surtout, ce « caillou » irrite les terminaisons nerveuses. Aïe!

Les formules

• Formule

Trituration homéopathique :
- Thuya occidentalis 15 CH . . . . }
- Nitricum acidum 9 CH. . . . . } *aa qsp 20 mg*
- Antimonium crudum 7 CH . . . . }
Chlorure de magnésium . . . . *200 mg*
2 gélules matin et soir.

• Formule verrucide (qui « tue » la verrue)

Teinture de thuya . . . . *15 g*
Acide salicylique . . . . *10 g*
Acide lactique. . . . . *10 g*
Collodion. . . . . *qsq 100 ml*
Appliquer 1 goutte matin et soir sur la verrue, après avoir protégé la peau saine, autour, à l'aide d'un vernis approprié.

Pourquoi ces principes actifs ?

- La trituration homéopathique et le magnésium rééquilibrent les « terrains à verrues ».

Le conseil en plus

- Ne marchez pas pieds nus sur un sol humide (sauna, hammam, piscine). Si vous avez des doutes, nettoyez vos pieds à l'aide d'un gant imbibé d'alcool à 60°.

- Adoptez une hygiène rigoureuse. Notamment, changez de chaussettes chaque jour, et si possible de chaussures.

Vision (troubles de la)

Qu'est-ce que c'est ?

Travail sur écran, pollution, pollens…, nous en prenons plein la vue toute l'année. Les symptômes varient d'une personne à l'autre, mais on retrouve souvent des picotements, des larmoiements, une perception floue ou des rougeurs.

Plus de 26 millions de personnes en France portent des lunettes, et un adulte sur trois se plaint de fatigue oculaire. C'est que nos yeux sont des organes précieux qui ont leur propres exigences… que nous n'écoutons pas toujours.

Les formules

• L'incontournable

Extrait sec de myrtille . . . . *50 mg*
Extrait sec de ginkgo . . . . *50 mg*
Extrait sec de petite pervenche . . . . *50 mg*
Alpha-tocophérol . . . . *20 mg*
Vitamine A . . . . *2 250 µg*
Vitamine B2 . . . . *15 mg*
Vitamine C . . . . *100 mg*
Bioflavonoïdes . . . . *20 mg*
2 à 3 gélules par jour.

• La spéciale « inconfort, sécheresse, irritations »

Huile d'onagre
Huile de foie de morue
Prendre une dose de chaque le midi et le soir, lors des repas.

Pourquoi ces principes actifs ?

- La myrtille contient des anthocyanosides. Cette substance régénère la partie protéique du pigment rétinien détruit lors du passage de la lumière à l'obscurité. Elle augmente également la résistance des vaisseaux sanguins.

- Le ginkgo et la pervenche améliorent la microcirculation qui, déficiente, entraîne des troubles de la vision.

- L'alpha-tocophérol (vitamine E) lutte contre les radicaux libres. Elle participe à la vitalité des tissus oculaires.

- La vitamine B2 s'oppose à la fatigue visuelle car elle soutient le glutathion, un antioxydant majeur produit par l'organisme.

- La vitamine C est antioxydante et participe à la fabrication du collagène.

- Les bioflavonoïdes « attrapent » le fer (oxydant) pour l'éliminer. Ils renforcent les défenses des petits vaisseaux sanguins.

- L'huile d'onagre est riche en omega-6, et celle de foie de morue en omega-3. Cette association apporte un bon équilibre de ces deux acides gras, indispensable à une bonne « fluidité » des membranes.

Le conseil en plus

- Faites du sport, oxygénez-vous, les yeux adorent le grand air. Ils détestent les atmosphères enfumées.

- Apaisez-les à l'aide de compresses imbibées d'eau de bleuet.

Zona

Qu'est-ce que c'est?

Si vous souffrez de douleurs névralgiques depuis quelque temps, surtout si elles siègent non loin d'une éruption cutanée du style piqûres d'orties puis vésicules groupées en bouquet ou en plaque, peut-être souffrez-vous d'un zona? Un indice de plus: la peau devient, à cet endroit, extrêmement sensible au toucher, au point que le moindre frôlement devient désagréable.

Le virus du zona est le même que celui de la varicelle, mais il n'est pas contagieux. Herpes zoster s'installe sur les nerfs sensitifs, ce qui explique les douleurs qu'il provoque, non seulement lors de l'éruption, mais aussi et surtout des névralgies sur tout le territoire du nerf occupé. Les douleurs dites postzostériennes sont souvent ressenties bien après la guérison.

La formule

Huile essentielle de ravensare . . . . *1 ml*
Huile essentielle de lavande. *0,5 ml*
Huile essentielle de niaouli . . . . *0,5 ml*
Huile essentielle de géranium . . . . *0,5 ml*
Huile végétale. . . . . *qsp 125 ml*
Procédez à un massage léger le long du nerf atteint. Ces huiles essentielles sont très efficaces si elles sont appliquées dès l'apparition du zona.

Pourquoi ces principes actifs?

- Les huiles essentielles ont une action remarquable sur cette maladie. D'ailleurs, c'est peut-être la seule réponse satisfaisante à ce jour.

Le conseil en plus

- Les médicaments classiques ralentissent l'évolution de la maladie mais ne la guérissent pas. Ils n'ont pas ou peu d'action sur les douleurs postzostériennes.

- Il faut traiter le zona le plus rapidement possible : plus on l'attaque vite de front, moins les douleurs seront importantes.

- Un traitement de fond homéopathique peut accélérer la guérison.

Annexe
Une recette de thériaque

C'est Andromaque, le médecin de Néron, qui créa la thériaque. Cet ancêtre de la panacée était un antidote destiné à combattre tous les poisons. Son nom est issu d'un mot grec signifiant « bête venimeuse ». On l'obtient en ajoutant quelques substances, dont la chair de vipère, aux 54 autres composés de l'antidote imaginé par Mithridate, roi de Pont qui, ayant peur d'être empoisonné, s'était immunisé contre tous les poisons possibles ! L'histoire dit qu'il y avait d'ailleurs fort bien réussi : en effet, lorsqu'il voulut s'empoisonner pour échapper aux armées de Pompée, il ne put y parvenir et se fit égorger par ses gardes.

De nombreux médecins ont amélioré la formule en y ajoutant ou en en retirant certains ingrédients. Ainsi, la thériaque de Venise contient 150 ingrédients, tandis que celle de Galien en associe 60, sans chair de vipère. Cette panacée était évidemment très recherchée, et pour éviter que des mains inexpérimentées ne la préparent et n'annulent ainsi son efficacité, les apothicaires préféraient la fabriquer en public, de façon très solennelle. Morsures et piqûres de toutes sortes, peste, petite vérole, maux d'estomac, colique ou indigestion, troubles féminins, insomnie, épilepsie, choléra, dysenterie, impuissance, flatulence, vers…, rien ne lui résiste, selon les écrits de l'époque. Sans parler des maux du bétail, eux aussi soulagés par la thériaque.

Le Codex de 1895 en donne la formule suivante :

	Grammes
Gingembre	*60*
Iris de Florence	*60*
Valériane	*80*
Acore aromatique	*30*
Rhubarbe	*30*
Quintefeuille	*30*
Racine d'aristoloche	*10*
Racine d'asarum	*10*
Racine de gentiane	*20*
Racine de meum	*20*
Bois d'aloès	*10*
Écorce de cannelle	*100*
Squames de scille	*60*
Écorce de citron	*60*
Poivre long	*120*
Poivre noir	*60*
Fruits de persil	*30*
Fruits d'ammi	*20*
Fruits de fenouil	*20*
Fruits d'anis	*50*
Fruits de séseli	*10*
Fruits de daucus	*200*
Semences d'Ers	*60*
Semences de navet	*80*
Agaric blanc	*60*
Dictame de Crète	*30*
Feuille de laurier	*30*
Feuilles de sorbium	*60*
Sommités de calament	*30*
Sommités de marrube blanc	*30*
Sommités de pouliot	*30*

Sommités de chamaedrys	*20*
Sommités de chamaepitys	*20*
Sommités de millepertuis	*20*
Sommités de centaurée	*10*
Pétales de roses	*60*
Safran	*40*
Fleurs de stoechas	*30*
Opium officinal	*120*
Suc de réglisse	*60*
Cachou	*40*
Gomme arabique	*20*
Myrrhe	*40*
Oliban	*30*
Galbanum	*30*
Opopanax	*10*
Benjoin	*20*
Castoreum	*10*
Mie de pain	*60*
Terre sigillée	*20*
Sulfate de fer	*20*
Bitume de Judée	*10*

Pilez ensemble toutes ces substances et passez-les au tamis de soie n° 100, de manière à obtenir une poudre fine. Cette poudre est désignée sous le nom de Poudre thériacale. Prenez alors :

Poudre thériacale	*1 000 g*
Térébenthine de Chio	*50 g*
Miel blanc	*3 500 g*
Vin de Grenache	*250 g*

Mettez dans une bassine la térébenthine de Chio, liquéfiez-la, ajoutez-y assez de poudre thériacale pour la diviser exactement. D'autre part, faites fondre le miel, versez-le encore chaud et peu à peu dans la bassine pour délayer le premier mélange. Ajoutez par petites quantités le reste de la poudre et le vin, qui devra donner à la masse la consistance d'une pâte un peu molle. Quand le tout sera parfaitement mélangé, conservez l'électuaire dans un pot. Après quelques mois, remettez la thériaque dans un mortier et triturez-la de nouveau pour rendre la masse parfaitement homogène.

N.B. : 4 g de thériaque contiennent 0,5 g d'opium brut, soit 0,025 d'extrait d'opium.

Index

3824

MARABOUT

Imprimé en Allemagne par Elsnerdruck

pour le compte des
Nouvelles Éditions Marabout
D. L. n° 23933 / août 2002
ISBN : 2-501-03824-X